明·薛 己◎著

申玮红◎校注

物质文化遗产临床经典读本

第一辑

科摘要

（第二版）

中国健康传媒集团

中国医药科技出版社

图书在版编目（CIP）数据

内科摘要 /（明）薛己著；申玮红校注 . — 2 版 . —北京：中国医药科技出版社，2019.7

（中医非物质文化遗产临床经典读本）

ISBN 978−7−5214−0820−1

Ⅰ . ①内…　Ⅱ . ①薛…　②申…　Ⅲ . ①中医内科学—中国—明代　Ⅳ . ① R25

中国版本图书馆 CIP 数据核字（2019）第 032399 号

美术编辑　　陈君杞
版式设计　　也　在

出版　　**中国健康传媒集团**｜中国医药科技出版社
地址　　北京市海淀区文慧园北路甲 22 号
邮编　　100082
电话　　发行：010 − 62227427　　邮购：010 − 62236938
网址　　www.cmstp.com
规格　　880 × 1230mm $\frac{1}{32}$
印张　　2 $\frac{5}{8}$
字数　　55 千字
初版　　2011 年 12 月第 1 版
版次　　2019 年 7 月第 2 版
印次　　2023 年 3 月第 2 次印刷
印刷　　三河市百盛印装有限公司
经销　　全国各地新华书店
书号　　ISBN 978−7−5214−0820−1
定价　　**12.00 元**

获取新书信息、投稿、为图书纠错，请扫码联系我们。

《内科摘要》是我国医学史上最早以内科命名的医著。书中所载之病案，以脾胃亏损和肾命亏损类居多。著者薛氏善于运用脏腑辨证，突出脾、胃、肾和命门虚损证的辨治，体现了其擅长温补脾胃、滋补肾命、脾肾并治的治学思想。薛氏尊崇李杲之脾胃学说，治病以脾胃为根本，临证多用补中益气汤等方剂以温补脾胃；并遥承王冰、钱乙之学，重视培补肾阴、肾阳，用六味地黄丸"壮水之主，以制阳光"、金匮肾气丸"益火之源，以消阴翳"。薛氏倡导脾肾同治，书中病案多有一日之内，朝服补脾胃之剂以培后天、夕服补肾命之剂以滋化源，或朝服补肾剂、夕服补脾剂，或脾肾补剂同服，以此治疗虚损，实有成效。薛氏在用药上倡导温补，一反元代医家多重视寒凉降火、克伐生气的治法，融李东垣脾胃之说及钱乙等肾中水火之说于一炉，加之作者自己的潜心研究与临床实践，而自成一家之言，对后世温补派的产生与形成起了重要作用。

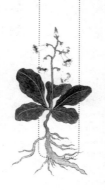

内
容
提
要

《中医非物质文化遗产临床经典读本》

编 委 会

出版者的话

　　中国从有文献可考的夏、商、周三代，就进入了文明的时代。中国人认为自己是炎黄的子孙，若以此推算，中国的文明史可以追溯到五千年前。中华民族崇尚自然，形成了"天人合一"的信仰，中医学就是在这种信仰的基础上产生的一种传统医学。

　　中医的起源可以追溯到炎帝、黄帝时期，根据考古、文献记载和传说，炎帝神农氏发明了用药物治病，黄帝轩辕氏创造脏腑经脉知识，炎帝和黄帝不仅是中华民族的始祖，也是中医的缔造者。

　　大约在公元前1600年，商代的伊尹发明了用"汤液"治病，即根据不同的证候把药物组合在一起治疗疾病，后世称这种"汤液"为"方剂"，这种治病方法一直延续到现在。由此可见，中华民族早在3700多年前就发明了把各种药物组合为"方剂"治疗疾病，实在令人惊叹！商代的彭祖用养生的方法防治疾病，中国人重视养生的传统至今深入民心。根据西汉司马迁《史记》的记载，春秋战国时期的秦越人扁鹊善于诊脉和针灸，西汉仓公淳于意善于辨证施治。这些世代传承积累的医药知识，到了西汉时期已蔚为大观。汉文帝下诏命刘向等一批学者整理全国的图书，整理后的图书分为六大类，即六艺、诸子、诗赋、兵书、术数、方技，方技即医学。刘向等校书，前后历时27年，是对中国历史文献最

1

为壮观的结集、整理、研究，真正起到了上对古人、下对子孙后代的承前启后的作用。后之学者，欲考中国学术的源流，可以此为纲鉴。

这些记载各种医学知识的医籍，传之后世，被遵为经典。医经中的《黄帝内经》，记述了生命、疾病、诊疗、药物、针灸、养生的原理，是中医学理论体系形成的标志。这部著作流传了2000多年，到现在，仍被视为学习中医的必读之书，且早在公元7世纪，就传播到了周边一些国家和地区，近代以来，更是被翻译成多种语言，在世界许多国家广泛传播。

经方医籍中记载了大量以方治病和药物的知识，其中有《汤液经法》一书，相传是伊尹所作。东汉时期，人们把用药的知识编纂为一部著作，称《神农本草经》，其中记载了365种药物的药性、产地、采收、加工和主治等，是现代中药学的起源。中国历代政府重视对药物进行整理规范，著名的如唐代的《新修本草》、宋代的《证类本草》，到了明代，著名医学家李时珍历经30余年研究，编撰了《本草纲目》一书，在世界各国产生了广泛影响。

东汉时期的张仲景，对医经、经方进行总结，创造了"六经辨证"的理论方法，编撰了《伤寒杂病论》，成为中医临床学的奠基人，至今仍是指导中医临床的重要文献。这部著作早在公元700年左右就传到日本等国家和地区，一直受到重视。

西晋时期，皇甫谧将《素问》《针经》和《黄帝明堂经》进行整理，编纂了《针灸甲乙经》，系统地记录了针灸的理论与实践，成为学习针灸的经典必读之书，一直传承到现在。这部著作也被翻译成多种语言，在世界各地广泛传播。

中医学在数千年的发展历程中，创造积累了丰富的医学理论与实践经验，仅就文献而言，保存下来的中医古籍就有1万余种。中医学独特的思想与实践，在人类社会关注健康、重视保护文化多样性和非物质文化遗产的背景下，显现出更加旺盛的生命力。

中医药学与中华民族所有的知识一样，是"究天人之际"的学问，所以，中国的学者们信守着"究天人之际，通古今之变，成一家之言"的至理。《素问·著至教论篇》记载黄帝与雷公讨论医道说："而道，上知天文，下知地理，中知人事，可以长久。以教众庶，亦不疑殆。医道论篇，可传后世，可以为宝。"这段话道出了中医学的本质。中医是医道，医道是文化、是智慧，《黄帝内经》中记载的都是医道。医道是究天人之际的学问，天不变，道亦不变，故可以长久，可以传之后世，可以为万世之宝。

医道可以长久，在医道指导下的医疗实践，也可以长久。故《黄帝内经》中的诊法、刺法可以用，《伤寒论》《金匮要略》《备急千金要方》《外台秘要》的医方今天亦可以用，《神农本草经》《证类本草》《本草纲目》的药今天仍可以用。

或许要问，时间太久了，没有发展吗？不需要创新吗？其实，求新是中华民族一贯的追求。如《礼记·大学》说："苟日新，日日新，又日新。"清人钱大昕有一部书叫《十驾斋养新录》，他以咏芭蕉的诗句解释"养新"之义说："芭蕉心尽展新枝，新卷新心暗已随，愿学新心养新德，长随新叶起新知。"原来新知是"养"出来的。

中华民族"和实生物，同则不继"的思想智慧，与当今国际社会提出的保护和促进文化多样性、保护人类的非物质文化遗产的需求相呼应。世界卫生组织2000年发布的《传统医学研究和评价方法指导总则》中，将"传统医学"定义为"在维护健康以及预防、诊断、改善或治疗身心疾病方面使用的各种以不同文化所特有的理论、信仰和经验为基础的知识、技能和实践的总和"，点明了文化是传统医学的根基。习近平总书记深刻指出："中医药学是中国古代科学的瑰宝，也是打开中华文明宝库的钥匙。"这套丛书的整理出版，也是为了打磨好中医药学这把钥匙，以期打开中华文明这个宝库。

希望这套书的再版，能够带您回归经典，重温中医智慧，获得启示，增添助力！

中国医药科技出版社

2019 年 6 月

校注说明

薛己（1487~1559年），字新甫，号立斋，明代吴郡（今江苏苏州）人。其父薛铠，明代名医，太医院医官。薛己幼承家学，早年以外科闻名，后于内、妇、儿、疮疡诸科无不擅长，学术上旁通诸家。于明正德初年（1506年）补为太医院院士，九年（1514年）擢太医院御医，十四年（1519年）授南京太医院院判，嘉靖九年（1530年）以奉政大夫南京太医院院使致仕归里。薛己一生著述宏富，其自著有《内科摘要》两卷、《女科撮要》两卷、《外科发挥》八卷、《外科心法》七卷、《外科枢要》四卷、《正体类要》两卷、《口齿类要》一卷、《疬疡机要》三卷、《外科经验方》一卷，等；其订定旧本，予以校注者有陈自明《妇人大全良方》二十四卷、《外科精要》三卷、钱乙《小儿药证直诀》三卷、陈文仲《小儿痘疹方论》一卷、王纶《明医杂著》六卷《保婴金镜录》一卷，等。以上著作，后世将其汇为《薛氏医案》，于明万历年间刊行，历代以来，流传较广。

《内科摘要》成书于1529年。此次点校所选底本乃薛己著，蒋宗澹校，一函一册，藏于上海生命科学信息中心生命科学图书馆。据该馆专家鉴定，馆藏《内科摘要》系明崇祯元年（1628年）朱明刻本。该书共分上下两卷，主要是记录其所治内科杂病之病案，其中上卷载十一类一百三十二个病案，下卷载十类八十六个病案，于每卷末附其所用之方剂（上卷载方二十首，下卷载方九十三首）。每案论述病因病机、遣方用药，以及预后或误治等，文字精炼，理、法、方、药结合紧凑，辨析深刻，推理严谨，因书之重点在于推论病情，故以《内科摘要》名之。

1. 此次校注采用以善为主法和节注法，校勘方法主要是对校法。

2. 《内科摘要》一书有单刻本，亦有合刻本。此次校注选用的底本、主校本及参校本如下。

底本：《内科摘要》明刻本（单刻本，藏于中国科学院上海生命科学信息中心生命科学图书馆，据该馆专家鉴定，系明崇祯元年朱明刻本）。

主校本：

(1)《薛氏医案二十四种》清聚锦堂刻本（合刻本，藏于中国中医科学院图书馆，简称清聚锦堂本）。

(2) 中医古籍出版社 1993 年 5 月据明嘉靖二十七年戊申（1548年）《家居医录二种》刻本（合刻本，简称《家居医录》本）影印本。

参校本：

(1)《薛氏医案二十四种》清味经堂刻本（合刻本，藏于中国中医科学院图书馆，简称清味经堂本）。

(2) 明崇祯六年癸酉（1633 年）《十竹斋刊袖珍本医书》刻本（合刻本，藏于中国中医科学院图书馆，简称《十竹斋刊袖珍本医书》本）。

另外，《薛氏医案二十四种》清嘉庆十四年己巳（1809 年）书业堂刻本（合刻本，藏于中国中医科学院图书馆，简称清书业堂本）刊刻错误较多，不足为据。

3. 此次校注对于原书中的内容，不删节，不改篇，以保持该书的原貌。

4.原书中的双行小字（如药物分量，炮制方法等），今统一改为单行小字。

5.原书中缺字，经查校本亦缺者，则以"□"代之；原书墨钉处，以"■"代之。

6.原书中"已""巳""己"之不分者，径改之，不另出注；原书中诸如"炙甘草"误作"灸甘草"者，径改之，不另出注；书中药名有与今通行之名用字不同者，一般改用通行之名（如"山查"改作"山楂"，"香茹"改作"香薷"，"抚弓"改作"抚芎"，"川山甲"改作"穿山甲"，"兔丝子"改作"菟丝子"等），不另出注。

7.原书中的繁体字径改为简体字；原书中的异体字、通假字、古今字、俗写字、错别字，凡常见者一律径改为通行的简化字，不出校记，如"瘖"改作"喑"，"臓"改作"脏"，"効"改作"效"，"踰"改作"逾"，"悮"改作"误"，"葢"改作"盖"，"剳"改作"札"，"煖"改作"暖"，"嗢"改作"咽"，"氷"改作"冰"，"醎"改作"咸"，"皷"改作"鼓"，"慄"改作"栗"，"抝"改作"拗"，"膏粱"改作"膏粱"，"捄"改作"救"，"湏"改作"须"，"欬"改作"咳"，"煮"作"煮"，"萝蔔子"改作"萝卜子"，"㪍"作"敊"，"查"、"柤"（二字作渣子、渣滓解）改作"渣"，等。

8.本书采用简体、横排、现代标点，凡版式变更造成的文字含义变化（如"右药"改作"上药"），径改，不出校记。

校注者

2011 年 5 月

目 录

卷之上

元气亏损内伤外感等症（一）

车驾王用之，卒中昏愦，口眼㖞斜，痰气上涌，咽喉有声，六脉沉伏。此真气虚而风邪所乘，以三生饮一两，加人参一两，煎服，即苏。若遗尿手撒、口开鼾睡为不治，用前药亦有得生者。夫前饮乃行经络、治寒痰之药，有斩关夺旗之功，每服必用人参两许，驾驱其邪而补助真气，否则不惟无益，适足以取败矣！观先哲用芪附、参附等汤，其义可见。

州判蒋大用，形体魁伟，中满吐痰，劳则头晕，所服皆清痰理气。余曰：中满者，脾气亏损也；痰盛者，脾气不能运也；头晕者，脾气不能升也；指麻者，脾气不能周也。遂以补中益气加茯苓、半夏以补脾土，用八味地黄以补土母而愈。后惑于《乾坤生意方》云：凡人手指麻软，三年后有中风之疾，可服搜风、天麻二丸以预防之。乃朝饵暮服，以致大便不禁，饮食不进而殁。愚谓：预防之理，当养气血，节饮食，戒七情，远帏幕可也。若服前丸以预防，适所以招风取中也。

一男子，卒中，口眼㖞斜，不能言语，遇风寒四肢拘急，脉浮而紧。此手足阳明经虚，风寒所乘，用秦艽升麻汤治之，稍愈，乃以补中益气加山栀而痊。若舌喑不能言，足痿不能行，属肾气虚弱，名曰痱证，宜用地黄饮子治之。然此症皆由将息失宜，肾水不足，而心火暴盛，痰滞于胸也。轻者自苏，重者或死。

一男子，体肥善饮，舌本硬强，语言不清，口眼㖞斜，痰气涌盛，肢体不遂。余以为脾虚湿热，用六君加煨葛根、山栀、神曲而痊。

吾师金宪高如斋，自大同回，谓余曰：吾成风病矣，两腿逸则痿软而无力，劳则作痛如针刺，脉洪数而有力。余告之曰：此肝肾阴虚火盛，而致痿软无力，真病之形，作痛如锥，邪火之象也。用壮水益肾之剂而愈。先生曰：向寓宦邸，皆以为风，恨无医药，若服风剂，岂其然哉？乃吾之幸也。窃谓：前症，往往以为风疾，彻用发散而促其危者多矣。

大尹刘孟春，素有痰，两臂作麻，两目流泪，服祛风化痰药，痰愈甚，臂反痛不能伸，手指俱挛。余曰：麻属气盛，因前药而复伤肝，火盛而筋挛耳。况风自火出，当补脾肺，滋肾水，则风自息，热自退，痰自清，遂用六味地黄丸、补中益气汤，不三月而痊。

一儒者，素勤苦，恶风寒，鼻流清涕，寒禁嚏喷。余曰：此脾肺气虚，不能实腠理。彼不信，服祛风之药，肢体麻倦，痰涎自出，殊类中风。余曰：此因风剂耗散元气，阴火乘其土位。遂以补中益气加麦门、五味治之而愈。

外舅，年六十余，素善饮，两臂作痛，恪服祛风治痿之药，更加麻木发热，体软痰涌，腿膝拘痛，口噤语涩，头目晕重，口角流涎，身如虫行，搔起白屑，始信。谓余曰：何也？余曰：臂麻体软，脾无用也；痰涎自出，脾不能摄也；口斜语涩，脾

中医非物质文化遗产临床经典读本

气伤也；头目晕重，脾气不能升也；痒起白屑，脾气不能营也。遂用补中益气加神曲、半夏、茯苓三十余剂，诸症悉退，又用参朮煎膏治之而愈。

秀才刘允功，形体魁伟，不慎酒色，因劳怒头晕仆地，痰涎上涌，手足麻痹，口干引饮，六脉洪数而虚。余以为肾经亏损，不能纳气归源而头晕；不能摄水归源而为痰；阳气虚热而麻痹；虚火上炎而作渴。用补中益气合六味丸料治之而愈。其后或劳役或入房，其病即作，用前药随愈。

宪幕顾斐斋，饮食起居失宜，左半身并手不遂，汗出神昏，痰涎上涌。王竹西用参芪大补之剂，汗止而神思渐清，颇能步履。后不守禁，左腿自膝至足肿胀甚大，重坠如石，痛不能忍，其痰甚多，肝脾肾脉洪大而数，重按则软涩。余朝用补中益气加黄柏、知母、麦门、五味煎送地黄丸，晚用地黄丸料加黄柏、知母数剂，诸症悉退。但自弛禁，不能痊愈耳。

庠生陈时用，素勤苦，因劳怒口斜痰盛，脉滑数而虚。此劳伤中气，怒动肝火，用补中益气加山栀、茯苓、半夏、桔梗，数剂而愈。

锦衣杨永兴，形体丰厚，筋骨软痛，痰盛作渴，喜饮冷水，或用愈风汤、天麻丸等药，痰热益甚，服牛黄清心丸，更加肢体麻痹。余以为脾肾俱虚，用补中益气汤、加减八味丸，三月余而痊。以[①]后连生七子，寿逾七旬。《外科精要》云：凡人久服加减八味丸，必肥健而多子。信哉！

先母七十有五，遍身作痛，筋骨尤甚，不能伸屈，口干目赤，头晕痰壅，胸膈不利，小便短赤，夜间殊甚，遍身作痒如

---

① 以：原作"巳"，系"已"之形误。已，系"以"之通假字。下同。

虫行。用六味地黄丸料加山栀、柴胡治之，诸症悉愈。

一男子，时疮愈后，遍身作痛。服愈风丹，半身不遂，痰涎上涌，夜间痛甚。余作风客淫气，治以地黄丸而愈。

一老人，两臂不遂，语言謇涩。服祛风之药，筋挛骨痛。此风药亏损肝血，益增其病也。余用八珍汤补其气血，用地黄丸补其肾水，佐以愈风丹而愈。

一妇人，因怒吐痰，胸满作痛，服四物、二陈、芩、连、枳壳之类，不应。更加祛风之剂，半身不遂，筋渐挛缩，四肢痿软，日晡益甚，内热口干，形体倦怠。余以为郁怒伤脾肝，气血复损而然。遂用逍遥散、补中益气汤、六味地黄丸调治。喜其谨疾，年余悉愈，形体康健。

一妇人，脾胃虚弱，饮食素少，忽痰涌气喘，头摇目札，手扬足掷，难以候脉，视其面色，黄中见青，此肝木乘脾土，用六君加柴胡、升麻治之而苏，更以补中益气加半夏调理而痊。

一妇人，怀抱郁结，筋挛骨痛，喉间似有一核，服乌药顺气散等药，口眼㖞斜，臂难伸举，痰涎愈甚，内热晡热，食少体倦。余以为郁火伤脾，血燥生风所致，用加味归脾汤二十余剂，形体渐健，饮食渐加，又服加味逍遥散十余剂，痰热少退，喉核少利，更用升阳益胃汤数剂，诸症渐愈，但臂不能伸，此肝经血少，用地黄丸而愈。

一产妇，筋挛臂软，肌肉掣动，此气血俱虚而有热，用十全大补汤而痊。其后因怒而复作，用加味逍遥散而愈。

一产妇，两手麻木，服愈风丹、天麻丸，遍身皆麻，神思倦怠，晡热作渴，自汗盗汗，此气血俱虚，用十全大补加炮姜数剂，诸症悉退，却去炮姜，又数剂而愈。但有内热，用加味逍遥散数剂而痊。

一男子，善饮，舌本强硬，语言不清。余曰：此脾虚湿热，当用补中益气加神曲、麦芽、干葛、泽泻治之。

一妇人，善怒，舌本强，手臂麻。余曰：舌本属土，被木克制故耳。当用六君加柴胡、芍药治之。

一男子，舌下牵强，手大指次指不仁，或大便秘结，或皮肤赤晕。余曰：大肠之脉，散舌下，此大肠血虚风热，当用逍遥散加槐角、秦艽治之。

一男子，足痿软，日晡热。余曰：此足三阴虚，当用六味、滋肾二丸补之。

一妇人，腿足无力，劳则倦怠。余曰：四肢者，土也，此属脾虚，当用补中益气及还少丹主之。俱不从余言，各执搜风、天麻二丸并愈风丹而殒。

饮食劳倦亏损元气等症（二）

进士王汝和，因劳役失于调养，忽然昏愦。此元气虚火妄动，挟痰而作，急令灌童便，神思渐爽。更用参、芪各五钱，芎、归各三钱，玄参、柴胡、山栀、炙草各一钱，服之稍定。察其形，倦甚，又以十全大补汤加五味、麦门治之而安。凡人元气素弱，或因起居失宜，或因饮食劳倦，或因用心太过，致遗精白浊，自汗盗汗，或内热晡热，潮热发热，或口干作渴，喉痛舌裂，或胸乳膨胀，胁肋作痛，或头颈时痛，眩晕目花，或心神不宁，寤而不寐，或小便赤涩，茎中作痛，或便溺余滴，脐腹阴冷，或形容不充，肢体畏寒，或鼻气急促，或更有一切热症。皆是无根虚火，但服前汤固其根本，诸症自息。若攻其风热，则误矣。

光禄高署丞，脾胃素虚，因饮食劳倦，腹痛胸痞，误用大黄等药下之，谵语烦躁，头痛喘汗，吐泻频频，时或昏愦，脉大而无伦次，用六君子加炮姜四剂而安。但倦怠少食，口干发热，六脉浮数，欲用泻火之药。余曰：不时发热，是无火也；脉浮大，是血虚也；脉虚浮，是气虚也[1]。此因胃虚，五脏亏损，虚症发见。服补胃之剂，诸症悉退。

大尹徐克明，因饮食失宜，日晡发热，口干体倦，小便赤涩，两腿酸痛，余用补中益气汤治之。彼知医，自用四物、黄柏、知母之剂，反头眩目赤，耳鸣唇燥，寒热痰涌，大便热痛，小便赤涩；又用四物、芩、连、枳实之类，胸膈痞满，饮食少思，汗出如水；再用二陈、芩、连、黄柏、知母、麦门、五味，言语谵妄，两手举拂，屡治反甚。复求余，用参、芪各五钱，归、术各三钱，远志、茯神、酸枣仁、炙草各一钱，服之熟睡良久，四剂稍安，又用八珍汤调补而愈。夫阴虚，乃脾虚也，脾为至阴，因脾虚而致前症，盖脾禀于胃，故用甘温之剂，以生发胃中元气而除大热。胡乃反用苦寒，复伤脾血耶。若前症果属肾经阴虚，亦因肾经阳虚不能生阴耳。经云：无阳则阴无以生，无阴则阳无以化。又云：虚则补其母，当用补中益气、六味地黄以补其母，尤不宜用苦寒之药。世以脾虚误为肾虚，辄用黄柏、知母之类，反伤胃中生气，害人多矣。

大凡足三阴虚，多因饮食劳役，以致肾不能生肝，肝不能生火而害脾土，不能滋化，但补脾土，则金旺水生，木得平而自相生矣。

一男子，每遇劳役，食少胸痞，发热头痛，吐痰作渴，脉

---

[1] 脉虚浮，是气虚也：原无此七字，清聚锦堂本、《家居医录》本、清味经堂本及《十竹斋刊袖珍本医书》本均有，今据此补之。

浮大。余曰：此脾胃血虚病也，脾属土，为至阴而生血，故曰阴虚。彼不信，服二陈、黄连、枳实、厚朴之类，诸症益甚；又服四物、黄柏、知母、麦门，更腹痛作呕，脉洪数而无伦次。余先用六君加炮姜，痛呕渐愈，又用补中益气全痊。

秀才刘贯卿，劳役失宜，饮食失节，肢体倦怠，发热作渴，头痛恶寒，误用人参败毒散，痰喘昏愦，扬手掷足，胸间发斑，如蚊所蚋。余用补中益气加姜、桂、麦门、五味，补之而愈。

黄武选，饮食劳倦，发热恶寒，或用解表之药益甚，再剂昏愦，胸发黑斑，脉洪数而无力。余欲用补中益气之剂，不从而殁。

一儒者，素勤苦，因饮食失节，大便下血，或赤或暗，半载之后，非便血则盗汗，非恶寒则发热，血汗二药用之无效，六脉浮大，心脾则涩。此思伤心脾，不能摄血归源。然血即汗，汗即血。其色赤暗，便血盗汗，皆火之升降微甚耳；恶寒发热，气血俱虚也。乃午前用补中益气以补脾肺之源，举下陷之气；午后用归脾加麦门、五味以补心脾之血，收耗散之液，不两月而诸症悉愈。

癸卯春人日，余在下堡顾氏会间，有儒者许梅村云：余亲马生者，发热烦渴，时或头痛，昨服发散药，反加喘急，腹痛，其汗如水，昼夜谵语。余意此劳伤元气，误汗所致，其腹必喜手按。许往询之，果然。遂与十全大补加附子一钱，服之熟睡，唤而不醒，举家惊惶。及觉，诸症顿退，再剂而痊。

凡人饮食劳役起居失宜，见一切火症，悉属内真寒而外假热，故肚腹喜暖，口畏冷物。此乃形气病气俱属不足，法当纯补元气为善。

一儒者，日晡两目紧涩不能瞻视，此元气下陷，用补中益气倍加参、芪数剂全愈。

一男子，患症同前，服黄柏、知母之类，目疾益甚，更加便血，此脾气虚不能统血，肝气虚不能藏血，用补中益气、六味地黄以补肝脾生肾水，诸症渐愈。

一男子，饮食劳倦，而发寒热，右手麻木，或误以为疔毒，敷服皆寒凉败毒，肿胀重坠，面色痿黄，肢体倦怠，六脉浮大，按之如无，此脾胃之气虚也。询之果是销银匠，因热手入水梅银，寒凝隧道，前药益伤元气故耳。遂用补中益气及温和之药煎汤渍手而愈。

一儒者，修左足伤其大指甲少许，不见血，不作痛，形体如故。后因饮食劳倦，足重坠微肿痛，或昼睡或夜寐，其足如故，误服败毒之剂，寒热肿痛。盖脾起于足大指，此是脾气虚弱下陷，用十全大补汤而愈。

余素性爱坐观书，久则倦怠，必服补中益气加麦门、五味、酒炒黑黄柏少许，方觉精神清妥，否则夜间少寐，足内酸热。若再良久不寐，腿内亦然，且兼腿内筋似有抽缩意，致两腿左右频移，展转不安，必至倦极方寐，此劳伤元气，阴火乘虚下注。丁酉五十一岁，齿缝中有如物塞，作胀不安，甚则口舌如有疮然，日晡益甚，若睡良久，或服前药始安。至辛丑时五十有五，昼间齿缝中作胀，服补中益气一剂，夜间得寐。至壬寅，有内艰之变，日间虽服前剂，夜间齿缝亦胀，每至午前，诸齿并肢体方得稍健，午后仍胀。观此，可知血气日衰，治法不同。

脾胃亏损心腹作痛等症（三）

唐仪部胸内作痛，月余，腹亦痛，左关弦长，右关弦紧，此脾虚肝邪所乘，以补中益气加半夏、木香二剂而愈，又用六君子汤二剂而安。此面色黄中见青。

仪部李北川，常患腹痛，每治以补中益气加山栀即愈。一日，因怒，肚腹作痛，胸胁作胀，呕吐不食，肝脉弦紧。此脾气虚弱，肝火所乘，仍用前汤吞左金丸，一服而愈。此面色黄中见青兼赤。

太守朱阳山，因怒，腹痛作泻，或两胁作胀，或胸乳作痛，或寒热往来，或小便不利，饮食不入，呕吐痰涎，神思不清。此肝木乘脾土，用小柴胡加山栀、炮姜、茯苓、陈皮、制黄连，一剂即愈（制黄连，即黄连、吴茱萸等份，用热水拌湿，罨二三日，同炒焦，取连用。后仿此）。

阳山之内，素善怒，胸膈不利，吐痰甚多，吞酸嗳腐，饮食少思，手足发热，十余年矣，所服非芩、连、枳实，必槟、苏、厚朴，左关弦洪，右关弦数。此属肝火血燥，木乘土位，朝用六味地黄丸以滋养肝木，夕用六君加当归、芍药以调补脾土，不月而愈。癸卯夏，患背疽，症属虚寒，用大温补之药而愈。乙巳夏，因大怒，吞酸嗳腐，胸腹胀满。余以他往旬日，或用二陈、石膏治之，吐涎如涌，外热如灼，将用滚痰丸下之，余到诊之，脉洪大按之如无。余曰：此乃脾胃亏损而发热，脾弱而涎泛出也。余用六君加姜、桂，一盏即睡，觉而诸症如失，又数剂而康。

儒者沈尼文，内停饮食，外感风寒，头痛发热，恶心腹痛，就治敝止。余用人参养胃加芎、芷、曲、柏、香附、桔梗，一剂而愈。次日抵家，前病仍作，腹痛请治，以手重按，痛即止。此客寒乘虚而作也，乃以香砂六君加木香、炮姜，服之睡觉，痛减六七，去二香再服，饮食少进，又加黄芪、当归，少佐升麻而愈。

府庠徐道夫母，胃脘当心痛剧，右寸关俱无，左虽有，微而似绝，手足厥冷，病势危笃，察其色，眼胞上下青暗。此脾虚肝木所胜，用参、术、茯苓、陈皮、甘草补其中气，用木香和胃气以行肝气；用吴茱萸散脾胃之寒，止心腹之痛。急与一剂，俟滚先服，煎熟再进，诸病悉愈。向使泥其痛无补法，而反用攻伐之药，祸不旋踵。

一妇人，怀抱郁结，不时心腹作痛，年余不愈，诸药不应，余用归脾加炒山栀而愈。

脾肾虚寒阳气脱陷等症（四）

谭侍御，但头痛即吐清水，不拘冬夏，吃姜便止，已三年矣。余作中气虚寒，用六君加当归、黄芪、木香、炮姜而瘥。

一儒者，四时喜极热饮食，或吞酸嗳腐，或大便不实，足指缝湿痒。此脾气虚寒下陷，用六君加姜、桂，治之而愈。稍为失宜，诸疾仍作，用前药更加附子钱许，数剂不再发。

一男子，形体倦怠，饮食适可，足指缝湿痒，行坐久则重坠。此脾胃气虚而下陷，用补中益气加茯苓、半夏而愈。

一男子，食少胸满，手足逆冷，饮食畏寒，发热吐痰，时欲作呕，自用清气化痰及二陈、枳实之类，胸腹膨胀，呕吐痰食，小便淋漓，又用四苓、连、柏、知母、车前，小便不利，诸病益甚。余曰：此脾胃虚寒无火之症，故食入不消而反出。遂用八味丸补火以生土，用补中益气加姜、桂培养中宫，生发阳气，寻愈。

一男子，每劳肢体时痛，或用清痰理气之剂，不劳常痛，加以导湿，臂痛漫肿，形体倦怠，内热盗汗，脉浮大按之微细。此阳气虚寒，用补中益气加附子一钱、人参五钱，肿痛悉愈，又以十全大补百余剂而康。彼计服过人参一十三斤，姜、附各斤余。

大雅云：家母，年四十有二，嘉靖壬寅七月，患脾虚中满，痰嗽发热，又因湿面冷茶，吞酸呕吐，绝食，误服芩、连、青皮等药，益加寒热，口干，流涎不收，且作渴，闻食则呕数日矣。迎先生，视之曰：脾主涎，此脾虚不能约制，故涎自出也，欲用人参安胃散。惑于众论，以为胃经实火宿食，治之，病日增剧，忽思冬瓜，食如指甲一块，顿发呕吐酸水不止，仍服前药，愈剧。复邀先生视之，则神脱脉绝濒死矣，惟目睛尚动。先生曰：寒淫于内，治以辛热，然药不能下矣，急用盐、艾、附子炒热，熨脐腹，以散寒回阳；又以口气补接母口之气；又以附子作饼，热贴脐间，时许，神气少苏，以参、术、附子为末，仍以是药加陈皮，煎膏为丸，如粟米大，入五七粒于口，随津液咽下，即不呕，二日后加至十余粒，诸病少退，甘涎不止，五日后渐服煎剂一二匙，胃气少复，乃思粥饮，后投以参、术等药温补脾胃，五十余剂而愈。大雅敢述病状之奇，用药之神，求附卷末，一以见感恩之意，一以示后之患者，当取法于此云尔。

命门火衰不能生土等症（五）

廷评张汝翰，胸膈作痞，饮食难化，服枳术丸，久而形体消瘦，发热口干，脉浮大而微，用补中益气加姜、桂，诸症悉退。惟见脾胃虚寒，遂用八味丸补命门火，不月而饮食进，三月而形体充。此症若不用前丸，多变腹胀喘促，腿足浮肿，小便淋沥等症，急用济生加减肾气丸，亦有得生者。

一儒者，虽盛暑，喜燃火，四肢常欲沸汤渍之，面赤吐痰，一似实火，吐甚宿食亦出，惟食椒、姜之物，方快。余谓：食入反出，乃脾胃虚寒，用八味丸及十全大补加炮姜渐愈，不月平复。

一妇人，饮食无过碗许，非大便不实，必吞酸嗳腐，或用二陈、黄连，更加内热作呕。余谓：东垣先生云，邪热不杀谷，此脾胃虚弱，末传寒中。以六君加炮姜、木香，数剂，胃气渐复，饮食渐进。又以补中益气加炮姜、木香、茯苓、半夏，数剂痊愈。后怒，饮食顿少，元气顿怯，更加发热，诚似实火，脉洪大而虚，两尺如无，用益气汤、八味丸两月余，诸症悉愈。

佐云：向因失足，划然有声，坐立久则左足麻木，虽夏月足寒如冰。嘉靖己亥夏月，因醉睡，觉而饮水，复睡，遂觉右腹痞结，以手摩之，腹间沥漉有声，热摩则气泄而止，每每加剧，饮食稍多则作痛泻。求治于医，令服枳术丸，固守勿效。甲辰岁，求治于立斋先生，诊之，喟然叹曰：此非脾胃病，乃命门火衰不能生土，虚寒使之然也，若专主脾胃，误矣，可服八味丸则愈。予亦敬服，果验。盖八味丸有附子，医家罔敢轻用，夫附子斩关夺旗，回生起死，非良将莫能用，立斋先生今之武侯也。家贫不能报德，故序此以记治验。

光禄邝子泾，面白神劳，食少难化，所服皆二陈、山栀、枳实之类，形体日瘦，饮食日减。余谓：此脾土虚寒之症，法当补土之母。彼不信，乃径补土，以致不起。

罗工部，仲夏腹恶寒而外恶热，鼻吸气而腹觉冷，体畏风而恶寒，脉大而虚微，每次进热粥瓯许，必兼食生姜瓯许，若粥离火食，腹内即冷。余曰：热之不热，是无火也，当用八味丸壮火之源，以消阴翳。彼反服四物、玄参之类而殁。

工部陈禅亭，发热有痰，服二陈、黄连、枳壳之类，病益甚，甲辰季冬请治，其脉左尺微细，右关浮大，重按微弱。余曰：此命门火衰，不能生土而脾病，当补火以生土，或可愈也。不悟，仍服前药，脾土愈弱，至乙巳闰正月，病已革。复邀治，右寸脉平脱，此土不能生金，生气绝于内矣，辞不治。经云：虚则补其母，实则泻其子。凡病在子，当补其母，况病在母而属不足，反泻其子，不死何俟？

辛丑年，余在嘉兴屠渐山第，有林二守，不时昏愦，请余治之，谵语不绝，脉洪大按之如无。此阳虚之症也，当用参附汤治之。有原医者，扬喜而迎曰：先得我心之同然！遂服之，即静睡，觉而进食，午后再剂，神思如故，其脉顿敛。余返后，又诈云用附子多矣，吾以黄连解之，阴仍用参附汤。窃观仲景先生治伤寒，云：桂枝下咽，阳盛乃毙；硝黄入胃，阴盛乃亡。不辨而自明矣！吾恐前言致误患者，故表而出之。

肾虚火不归经发热等症（六）

大尹沈用之，不时发热，日饮冰水数碗，寒药二剂，热渴益甚，形体日瘦，尺脉洪大而数，时或无力。王太仆曰：热之不热，责其无火；寒之不寒，责其无水。又云：倏热往来，是无火也；时作时止，是无水也。法当补肾，用加减八味丸，不月而愈。

通安桥顾大，有父，年七十有九，仲冬将出，少妾入房，致头痛发热，眩晕喘急，痰涎壅盛，小便频数，口干引饮，遍舌生刺，缩敛如荔枝然，下唇黑裂，面目俱赤，烦躁不寐，或时喉间如烟火上冲，急饮凉茶，少解，已滨于死，脉洪大而无伦且有力，扪其身，烙手。此肾经虚火游行于外，投以十全大补加山茱、泽泻、丹皮、山药、麦门、五味、附子，一盏，熟寐良久，脉症各减三四，再与八味丸，服之诸症悉退，后畏冷物而痊。

下堡顾仁成，年六十有一，痢后入房，精滑自遗，二日方止。又房劳感寒，怒气，遂发寒热，右胁痛连心胸，腹痞，自汗盗汗如雨，四肢厥冷，睡中惊悸，或觉上升如浮，或觉下陷如堕，遂致废寝，或用补药二剂，益甚，脉浮大洪数，按之微细。此属无火虚热，急与十全大补加山药、山茱、丹皮、附子，一剂，诸症顿愈而痊。此等元气，百无一二（二顾是父子也）。

一儒者，口干发热，小便频浊，大便秘结，盗汗梦遗，遂致废寝。用当归六黄汤二剂，盗汗顿止；用六味地黄丸，二便调和；用十全大补汤及前丸兼服，月余诸症悉愈。

州同韩用之，年四十有六，时仲夏，色欲过度，烦热作渴，饮水不绝，小便淋沥，大便秘结，唾痰如涌，面目俱赤，满舌生刺，两唇燥裂，遍身发热，或时如芒刺而无定处，两足心如烙，以冰折之作痛，脉洪而无伦。此肾阴虚，阳无所附而发于外，非火也。盖大热而甚，寒之不寒，是无水也。当峻补其阴，遂以加减八味丸料一斤内肉桂一两，以水顿煎六碗，冰冷与饮，半饷已用大半，睡觉而食温粥一碗，复睡至晚，乃以前药温饮一碗，乃睡至晓，食热粥二碗，诸症悉退。翌日，畏寒，足冷至膝，诸症仍至，或以为伤寒。余曰：非也，大寒而甚，热之不热，是无火也，阳气亦虚矣。急以八味丸一剂，服之稍缓，四剂诸症复退。大便至十三日不通，以猪胆导之，诸症复作，急用十全大补汤数剂方应。

举人陈履贤，色欲过度，丁酉孟冬，发热无时，饮水不绝，遗精不止，小便淋沥。或用四物、芩、连之类，前症益甚，更加痰涎上涌，口舌生疮。服二陈、黄柏、知母之类，胸膈不利，饮食少思。更加枳壳、香附，肚腹作胀，大便不实，脉浮大按之微细。余朝用四君为主，佐以熟地、当归，夕用加减八味丸，更以附子唾津调搽涌泉穴，渐愈。后用十全大补汤，其大便不通，小腹作胀，此直肠干涩，令猪胆通之，形体殊倦，痰热顿增，急用独参汤而安，再用前药而愈。但劳发热无时，其脉浮洪，余谓其当慎起居，否则难治。彼以余言为迂，至乙巳夏复作，乃服四物、黄柏、知母而殁。

吴江晚生沈察，顿首（云云）：仆年二十有六，所禀虚弱，兼之劳心，癸巳春发热吐痰，甲午冬为甚，其热时起于小腹，吐痰而无定时。治者谓脾经湿痰郁火，用芩、连、枳实、二陈，或专主心火，用三黄丸之类，至乙未冬其热多起足心，亦无定时，吐痰不绝，或遍身如芒刺然。治者又以为阴火生痰，用四物、二陈、黄柏、知母之类，俱无验，丙申夏，痰热愈甚，盗汗作渴。果属痰火耶？阴虚耶？乞高明裁示（云云）。余曰：此症乃肾经亏损，火不归经，当壮水之主，以镇阳光。乃就诊于余，果尺脉洪大，余却虚浮，遂用补中益气及六味地黄而愈。后不守禁，其脉复作，余谓火令可忧，当慎调摄，会试且缓，但彼忽略，至戊戌夏，果殁于京。

脾胃亏损吞酸嗳腐等症（七）

大司马王浚川，呕吐宿滞，脐腹痛甚，手足俱冷，脉微细，用附子理中丸，一服益甚，脉浮大按之而细，用参附汤，一剂顿愈。

赵吏部文卿，患吐不止，吐出皆酸味，气口脉大于人迎二三倍，速予投剂。予曰：此食郁上，宜吐，不须用药，乃候其吐清水无酸气，寸脉渐减，足脉渐复。翌早吐止，至午脉俱平复，勿药自安。后抚陕右过苏顾访，倾盖清谈，厚过于昔，且念余在林下，频以言慰之。

一儒者，面色痿黄，胸膈不利，吞酸嗳腐，恪服理气化痰之药，大便不实，食少体倦。此脾胃虚寒，用六君加炮姜、木香渐愈，更兼用四神丸而元气复。此症，若中气虚弱者，用人参理中汤，或补中益气加木香、干姜，不应，送左金丸或越鞠丸；若中气虚寒，必加附子，或附子理中汤，无有不愈。

一上舍，饮食失宜，胸腹膨胀，嗳气吞酸，以自知医，用二陈、枳实、黄连、苍术、黄柏之类，前症益甚，更加足指肿痛，指缝出水。余用补中益气加茯苓、半夏，治之而愈。若腿足浮肿，或掀肿，寒热，呕吐，亦用前药。

儒者胡济之，场屋不利，胸膈膨闷，饮食无味。服枳朮丸，不时作呕；用二陈、黄连、枳实，痰涌气促；加紫苏、枳壳，喘嗽，腹胀；加厚朴、腹皮，小便不利；加槟榔、蓬朮①，泄泻，腹痛。悉属虚寒，用六君加姜、桂二剂，不应，更加附子一钱，二剂稍退，数剂，十愈六七，乃以八味丸全愈。

一上舍，呕吐痰涎，发热作渴，胸膈痞满，或用清气化痰降火，前症益甚，痰涎自②出。余曰：呕吐痰涎，胃气虚寒；

---

① 朮：原作"末"，清聚锦堂本、《家居医录》本、清味经堂本及《十竹斋刊袖珍本医书》本均作"朮"，今据此改之。

② 自：原作"白"，清聚锦堂本、《家居医录》本、清味经堂本及《十竹斋刊袖珍本医书》本均作"自"，今据此改之。

发热作渴，胃不生津；胸膈痞满，脾气虚弱。须用参、芪、归、术之类，温补脾胃，生发阳气，诸病自退。彼不信，仍服前药，虚症悉至，复请治。余曰：饮食不入，吃逆不绝，泄泻，腹痛，手足逆冷，是谓五虚；烦热作渴，虚阳越于外也；脉洪大，脉欲绝也，死期迫矣。或曰，若然，殒于日乎，夜乎？余曰：脉洪大，当殒于昼。果然。

余母太宜人，年六十有五，己卯春二月，饮食后偶闻外言，忤意，呕吐酸水，内热作渴，饮食不进，惟饮冷水，气口脉大而无伦，面色青赤。此胃中湿热郁火，投之以药，入口即吐，第三日吐酸物，第七日吐酸黄水，十一日吐苦水，脉益洪大，仍喜冷水，以黄连一味煎汤，冷饮少许，至二十日加白术、白茯苓，至二十五日加陈皮，三十七日加当归、炙甘草，至六十日，始进清米饮半盏，渐进薄粥饮，调理得痊。

一妇人，吞酸嗳腐，呕吐痰涎，面色㿠白，或用二陈、黄连、枳实之类，加发热作渴，肚腹胀满。余曰：此脾胃亏损，末传寒中。不信，仍作火①治，肢体肿胀如蛊。余以六君加附子、木香治之，胃气渐醒，饮食渐进，虚火归经，又以补中益气加炮姜、木香、茯苓、半夏，兼服全愈。

一妇人，性沉静多虑，胸膈不利，饮食少思，腹胀吞酸，面色青黄，用疏利之剂。余曰：此脾虚痞满，当益胃气。不信，仍用之，胸膈果满，饮食愈少。余以调中益气加香砂、炮姜，渐愈，后以六君、芎、归、贝母、桔梗、炮姜而愈。

仙云，家母久患心腹疼痛，每作必胸满，呕吐，厥逆，面赤唇麻，咽干舌燥，寒热不时，而脉洪大。众以痰火治之，屡

---

① 火：原作"穴"，清聚锦堂本、《家居医录》本、清味经堂本及《十竹斋刊袖珍本医书》本均作"火"，今据此改之。

止屡作，迨乙巳春，发热频甚，用药反剧，有朱存默氏，谓服寒凉药所致，欲用参、术等剂，余疑痛无补法，乃请立斋先生以折中焉。先生诊而叹曰：此寒凉损真之故，内真寒而外假热也，且脉息弦洪而有怪状，乃脾气亏损，肝脉乘之而然，惟当温补其胃。遂与补中益气加半夏、茯苓、吴茱、木香，一服而效。家母病发月余，竟夕不安，今熟寐彻晓，洪脉顿敛，怪脉顿除，诸症释然。先生之见，盖有本欤！家母余龄，皆先生所赐。杏林报德，没齿不忘。谨述此，乞附医案，倘有太史者采入仓公诸篇，以垂不朽，将使后者观省焉。

一妇人，年三十余，忽不进饮食，日饮清茶三五碗，并少用水果，三年余矣，经行每次过期而少。余以为脾气郁结，用归脾加吴茱，不数剂而饮食如常。若人脾肾虚而不饮食，当以四神丸治之。

一妇人，年逾二十，不进饮食二年矣，日饮清茶果品之类，面部微黄，浮肿，形体如常，仍能步履，但体倦怠，肝脾二脉弦浮，按之微而结滞。余用六君加木香、吴茱，下痰积甚多，饮食顿进，形体如瘦，卧床月余，仍服六君之类而安。

妇人患此，见《女科撮要》。

脾肾亏损停食泄泻等症（八）

进士刘华甫，停食腹痛泻黄，吐痰，服二陈、山栀、黄连、枳实之类，其症益甚，左关弦紧，右关弦长。乃肝木克脾土，用六君加木香，治之而愈。若食已消而泄未已，宜用异功散以补脾胃，如不应，用补中益气升发阳气。凡泄利色黄，脾土亏损，真气下陷，必用前汤加木香、肉蔻温补，如不应，当补其母，宜八味丸。

光禄柴黼庵，善饮，泄泻腹胀，吐痰作呕，口干。此脾胃之气虚，先用六君加神曲，痰呕已止，再用补中益气加茯苓、半夏，泻胀亦愈。此症若湿热壅滞，当用葛花解醒汤分消其湿，湿既去而泻未已，须用六君加神曲，实脾土，化酒积。然虽为酒而作，实因脾土虚弱，不可专主湿热。

旧僚钱可久，素善饮，面赤痰盛，大便不实。此肠胃湿痰壅滞，用二陈、芩、连、山栀、枳实、干葛、泽泻、升麻，一剂，痰吐甚多，大便始实。此后，日以黄连三钱泡汤，饮之而安。但如此禀厚者，不多耳。

一儒者，善饮，便滑溺涩，食减，胸满，腿足渐肿。症属脾肾虚寒，用加减金匮肾气丸，食进肿消，更用八味丸，胃强脾健而愈。

一男子，侵晨或五更吐痰，或有酸味。此是脾气虚弱，用六君送四神丸而愈。若脾气郁滞，用二陈加桔梗、山栀，送香连丸。若郁结伤脾，用归脾汤送香连丸。若胸膈不舒，归脾加柴胡、山栀，送左金丸。若胃气虚，津液不能运化，用补中益气送左金丸。

一羽士，停食泄泻，自用四苓、黄连、枳实、曲、柏，益甚。余曰：此脾肾泄也，当用六君加姜、桂，送四神丸。不信，又用沉香化气丸，一服，卧床不食，咳则粪出，几至危殆，终践余言而愈。盖化气之剂，峻厉猛烈，无经不伤，无脏不损，岂宜轻服？

嘉靖乙未，绍患肝木克脾，面赤生风，大肠燥结，炎火冲上，久之遂致脏毒下血，肠鸣溏泄，腹胀喘急，驯至绝谷，濒于殆矣。诸医方以枳实、黄连之剂投之，展转增剧，乃求治于立斋先生。先生曰：尔病脾肾两虚，内真寒而外虚热，法当温补。遂以参、尤为君，山药、黄芪、肉果、姜、附为臣，茱萸、骨脂、五味、归、苓为佐，治十剂，俾以次服之。诸医皆曰：此火病也，以火济火可乎？绍雅信先生，不为动，服之浃旬，尽剂而血止，诸疾遄已。先是三年前，先生过绍，谓曰：尔面部赤风，脾胃病也，不治将深。予心忧之，而急缓以须。疾发，又惑于众论，几至不救，微先生吾其土矣。呜呼！先生之术，亦神矣哉！绍无以报盛德，敬述梗概，求附案末，以为四方抱患者告，庶用垂惠于无穷云。

脾胃亏损停食痢疾等症（九）

崔司空，年逾六旬，患痢赤白，里急后重。此湿热壅滞，用芍药汤内加大黄二钱，一剂减半，又剂痊愈。惟急重未止，此脾气下陷，用补中益气送香连丸而愈。

罗给事，小腹急痛，大便欲去不去。此脾肾气虚而下陷也，用补中益气送八味丸，二剂而愈。此等症候，因痢药致损元气，肢体肿胀而死者，不可枚举。

少宗伯顾东江，停食患痢，腹痛下坠，或用疏导之剂，两足胀肿，食少体倦，烦热作渴，脉洪数，按之微细。余以六君加姜、桂各二钱，吴茱、五味各一钱，煎熟，冷服之，即睡，觉而诸症顿退，再剂全退。此假热而治以假寒也。

太常边华泉，呕吐不食，腹痛后重，自用大黄等药，一剂腹痛益甚，自汗发热，昏愦脉大。余用参、尤各一两，炙甘草、炮姜各三钱，升麻一钱，一钟而苏，又用补中益气加炮姜，二剂而愈。

廷评曲汝为，食后入房，翌午腹痛，去后似痢非痢，次日下皆脓血，烦热作渴，神思昏倦。用四神丸，一服顿减，又用八味丸料加五味、吴茱、骨脂、肉蔻，二剂全愈。

判官汪天锡，年六十余，患痢，腹痛后重，热渴引冷，饮食不进。用芍药汤内加大黄一两，四剂稍应，仍用前药，大黄减①半，数剂而愈。此等元气，百无一二。

通府薛允频，下血，服犀角地黄汤等药，其血愈多，形体消瘦，发热少食，里急后重。此脾气下陷，余用补中益气加炮姜，一剂而愈。

一上舍，患痢后重，自知医，用芍药汤，后重益甚，饮食少思，腹寒肢冷。余以为脾胃亏损，用六君加木香、炮姜，二剂而愈。

一老人，素以酒乳同饮，去后似痢非痢，胸膈不宽，用痰痢等药，不效。余思本草云：酒不与乳同饮，为得酸则凝结，得苦则行散。遂以茶茗为丸，时用清茶送三五十丸，不数服而瘥。

一老妇，食后，因怒患痢，里急后重。属脾气下陷，与大剂六君加附子、肉蔻、煨木香各一钱，吴茱五分，骨脂、五味各一钱五分，二剂诸症悉退，惟小腹胀闷，此肝气滞于脾也，与调中益气加附子、木香五分，四剂而愈。后口内觉咸，此肾虚水泛，与六味地黄丸，二剂顿愈。

先母年八十，仲夏，患痢，腹痛，作呕不食，热渴引汤，手按腹痛稍止，脉鼓指而有力。真气虚而邪气实也，急用人参五钱，白术、茯苓各三钱，陈皮、升麻、附子、炙甘草各一钱，

_____

① 减：原作"或"，清聚锦堂本、《家居医录》本、清味经堂本及《十竹斋刊袖珍本医书》本均作"减"，今据此改之。

服之睡觉索食，脉症顿退，再剂而安，此取症不取脉也。凡暴病，毋论其脉，当从其症。时石阁老太夫人，其年岁、脉症皆同，彼乃专治其痢，遂致不起。

横金陈梓园，年六十，面带赤色，吐痰口干，或时作泻，癸卯春就诊，谓余曰：仆之症，或以为脾经湿热，痰火作泻，率用二陈、黄连、枳实、神曲、麦芽、白术、柴胡之类，不应，何也？余脉之，左关弦紧，肾水不能生肝木也；右关弦大，肝木乘克脾土也。此乃脾肾亏损，不能生克制化，当滋化源。不信，余谓其甥朱太守阳山曰：令舅不久当殒于痢。至甲辰夏，果患痢而殁。

产后痢疾，见《女科撮要》。

脾胃亏损疟疾寒热等症（十）

冬官朱省庵，停食感寒而患疟，自用清脾、截疟二药，食后腹胀，时或作痛，服二陈、黄连、枳实之类，小腹重坠，腿足浮肿，加白术、山楂，吐食未化。谓余曰：何也？余曰：食后胀痛，乃脾虚不能克化也；小腹重坠，乃脾虚不能升举也；腿足浮肿，乃脾虚不能运行也；吐食不消，乃脾胃虚寒无火也。治以补中益气加吴茱、炮姜、木香、肉桂，一剂，诸症顿退，饮食顿加，不数剂而痊。大凡停食之症，宜用六君、枳实、厚朴。若食已消而不愈，用六君子汤。若内伤外感，用藿香正气散。若内伤多而外感少，用人参养胃汤。若劳伤元气兼外感，用补中益气加川芎。若劳伤元气兼停食，补中益气加神曲、陈皮。若气恼兼食，用六君加香附、山栀。若咽酸或食后口酸，当节饮食。病作时，大热躁渴，以姜汤乘热饮之，此截疟之良法也。

每见发时，饮啖生冷物者，病或少愈，多致脾虚胃损，往往不治。大抵内伤饮食者，必恶食，外感风寒者，不恶食，审系劳伤元气，虽有百症，但用补中益气汤，其病自愈。其属外感者，主以补养，佐以解散，其邪自退。若外邪既退，即补中益气以实其表。若邪去而不实其表，或过用发表，亏损脾胃，皆致绵延难治。凡此不问阴阳日夜所发，皆宜补中益气，此不截之截也。夫人以脾胃为主，未有脾胃实而患疟痢者。若专主发表攻里，降火导痰，是治其末而忘其本。前所云，乃疟之大略，如不应，当分六经表里而治之，说见各方。

大尹曹时用，患疟寒热，用止截之剂，反发热恶寒，饮食少思，神思甚倦，其脉或浮洪或微细。此阳气虚寒，余用补中益气内参、芪、归、术各加三钱，甘草一钱五分，加炮姜、附子各一钱，一剂而寒热止，数剂而元气复。

一儒者，秋患寒热，至春未愈，胸痞腹胀。余用人参二两，生姜二两煨熟，煎，顿服，寒热即止。更以调中益气加半夏、茯苓、炮姜，数剂，元气顿复。后任县尹，每饮食劳倦疾作，服前药即愈。大凡久疟乃属元气虚寒，盖气虚则寒，血虚则热，胃虚则恶寒，脾虚则发热，阴火下流则寒热交作，或吐涎不食，泄泻腹痛，手足逆冷，寒战如栗。若误投以清脾、截疟二饮，多致不起。

一上舍，每至夏秋，非停食作泻，必疟痢霍乱，遇劳吐痰，头眩体倦，发热恶寒，用四物、二陈、芩、连、枳实、山栀之类。患疟，服止截之药，前症益甚，时或遍身如芒刺然。余以补中益气加茯苓、半夏，内参、芪各用三钱，归、术[1]各二钱，

---

[1] 术：原作"末"，清聚锦堂本、《家居医录》本、清味经堂本及《十竹斋刊袖珍本医书》本均作"术"，今据此改之。

十余剂少愈，若间断其药，诸病仍至，连服三十余剂，全愈。又服还少丹半载，形体充实。

一妇人，疟久不愈，发后口干倦甚。用七味白术散加麦门、五味，作大剂，煎与恣饮，再发稍可，乃用补中益气加茯苓、半夏，十余剂而愈。凡截疟，余常以参、术各一两，生姜四两煨熟，煎服即止，或以大剂补中益气加煨姜，尤效，生姜一味亦效。

东洞庭马志卿，疟后，形体骨立，发热恶寒，食少体倦。用补中益气内参、芪、归、术各加三钱，甘草一钱五分，炮姜二钱，一剂而寒热止，数剂而元气复。

一妇人，久患寒热，服清脾饮之类，胸膈饱胀，饮食减少，余用调中益气加茯苓、半夏、炮姜各一钱，二剂而痊。

一妇人，劳役停食，患疟，或用消导止截，饮食少思，体瘦腹胀。余以补中益气，倍用参、芪、归、术、甘草，加茯苓、半夏各一钱五分，炮姜五钱，一剂顿安。又以前药，炮姜用一钱，不数剂，元气复而全愈。

产后疟疾，见《女科撮要》。

脾肺亏损咳嗽痰喘等症（十一）

大参李北泉，时唾痰涎，内热作渴，肢体倦怠，劳而足热，用清气化痰益甚。余曰：此肾水泛而为痰，法当补肾。不信，另进滚痰丸，一服，吐泻不止，饮食不入，头晕眼闭。始信，余用六君子汤，数剂，胃气渐复，却用六味丸，月余，诸症悉愈。

鸿胪苏龙溪，咳嗽气喘，鼻塞流涕。余用参苏饮一剂，以散寒邪，更用补中益气汤，以实腠理而愈。后因劳怒仍作，自用前饮益甚，加黄连、枳实，腹胀不食，小便短少，服二陈、四苓，前症愈剧，小便不通。余曰：腹胀不食，脾胃虚也；小便短少，肺肾虚也。悉因攻伐所致。投以六君加黄芪、炮姜、五味，二剂，诸症顿退，再用补中益气加炮姜、五味，数剂痊愈。

地官李北川，每劳咳嗽，余用补中益气汤即愈。一日复作，自用参苏饮益甚，更服人参败毒散，项强口噤，腰背反张。余曰：此误汗亡津液而变痉矣。仍以前汤加附子一钱，四剂而痊。感冒咳嗽，若误行发汗过多，喘促呼吸不利，吐痰不止，必患肺痈矣。

侍御谭希曾，咳嗽吐痰，手足时冷。余以为脾肺虚寒，用补中益气加炮姜而愈。

职方王用之，喘嗽作渴，面赤鼻干。余以为脾肺有热，用二陈加芩、连、山栀、桔梗、麦门而愈。

金宪阮君聘，咳嗽面白，鼻流清涕。此脾肺虚而兼外邪，用补中益气加茯苓、半夏、五味，治之而愈，又用六君、芎、归之类而安。

司厅陈国华，素阴虚，患咳嗽，以自知医，用发表化痰之剂，不应；用清热化痰等药，其症愈甚。余曰：此脾肺虚也。不信，用牛黄清心丸，更加胸腹作胀，饮食少思，足三阴虚症悉见。朝用六君、桔梗、升麻、麦门、五味，补脾土以生肺金，夕用八味丸，补命门火以生脾土，诸症渐愈。经云：不能治其虚，安问其余？此脾土虚，不能生肺金而金病，复用前药而反泻其火，吾不得而知也。

中书鲍希伏，素阴虚，患咳嗽，服清气化痰丸及二陈、芩①、连之类，痰益甚；用四物、黄柏、知母、玄参之类，腹胀咽哑，右关脉浮弦，左尺脉洪大。余曰：脾土既不能生肺金，阴火又从而克之②，当滋化源。朝用补中益气加山茱、麦门、五味，夕用六味地黄加五味子，三月余，喜其慎疾，得愈。

武选汪用之，饮食起居失宜，咳嗽吐痰，用化痰发散之药，时仲夏，脉洪数而无力，胸满面赤，吐痰腥臭，汗出不止。余曰：水泛为痰之症，而用前剂，是谓重亡津液，得非肺痈乎？不信，仍服前药，翌日果吐脓，脉数左三右寸为甚。始信，用桔梗汤一剂，脓、数顿止，再剂全止，面色顿白，仍于忧惶。余曰：此症面白脉涩，不治自愈。又用前药一剂，佐以六味丸治之而痊。

锦衣李大用，素不慎起居，吐痰自汗，咳嗽发热，服二陈、芩、连、枳壳、山栀之类，前症不减，饮食少思。用四物、二陈、芩、连、黄柏、知母、玄参之类，前症愈甚，更加胸腹不利，饮食益少，内热晡热；加桑皮、紫苏、杏仁、紫菀、桔梗之类，胸膈膨胀，小便短少；用猪苓、泽泻、白术、茯苓、枳壳、青皮、半夏、黄连、苏子，胸膈痞满，胁肋膨胀，小便不通；加茵陈、葶苈，喘促不卧，饮食不进，余诊之，六脉洪数，肺肾二部尤甚。余曰：脾土既不能生肺金，而心火又乘之，此肺痈之作也。当滋化源，缓则不救。不信，后唾脓痰，复求治。余曰：胸膈痞满，脾土败也；喘促不卧，肺金败也；小便不通，

①　芩：原作"苓"，清聚锦堂本作"芩"，《家居医录》本作"苓"，清味经堂本及《十竹斋刊袖珍本医书》本均作"芩"，因二陈汤中已有"茯苓"，今据文义及校本改作"芩"。

②　克之：原作"之克"，清聚锦堂本作"克之"，《家居医录》本作"之克"，清味经堂本及《十竹斋刊袖珍本医书》本均作"克之"，今据文义有校本改作"克之"。

肾水败也；胁肋膨胀，肝木败也；饮食不化，心火败也。此化源既绝，五脏已败，然药岂能生耶？已而果然。

丝客姚荃者，素郁怒，年近六十，脾胃不健，服香燥行气，饮食少思，两胁胀闷；服行气破血，饮食不入，右胁胀痛，喜用手按，彼疑为膈气，痰饮内伤。余曰：乃肝木克脾土，而脾土不能生肺金也，若内有瘀血，虽单衣亦不敢着肉。用滋化源之药，四剂，诸症顿退。彼以为愈，余曰：火令在迩，当补脾土以保肺金。彼不信，后复作，另用痰火之剂，益甚，求治，左关、右寸滑数，此肺内溃矣！仍不信，乃服前药，果吐秽脓而殁。

学士吴北川，过饮，痰壅，舌本强硬，服降火化痰药，痰气益甚，肢体不遂。余作脾虚湿热，治之而愈。

上舍史瞻之，每至春咳嗽，用参苏饮加芩、连、桑、杏，乃愈。乙巳春患之，用前药益甚，更加喉喑，就治，左尺洪数而无力。余曰：此是肾经阴火，刑克肺金，当滋化源。遂以六味丸料加麦门、五味、炒栀及补中益气汤而愈。

儒者张克明，咳嗽，用二陈、芩、连、枳壳，胸满气喘，侵晨吐痰；加苏子、杏仁，口出痰涎，口干作渴。余曰：侵晨吐痰，脾虚不能消化饮食；胸满气喘，脾虚不能生肺金；涎沫自出，脾虚不能收摄；口干作渴，脾虚不能生津液。遂用六君加炮姜、肉果，温补脾胃，更用八味丸，以补土母而愈。

一男子，夏月吐痰或嗽，用胃火药，不应。余以为火乘肺金，用麦门冬汤而愈。后因劳复嗽，用补中益气加桔梗、山栀、片芩、麦门、五味而愈。但口干体倦，小便赤涩，日用生脉散而痊。若咳而属胃火有痰，宜竹叶石膏汤。胃气虚，宜补中益气加贝母、桔梗。若阴火上冲，宜生脉散送地黄丸，以保肺气生肾水。此乃真脏之患，非滋化源决不能愈。

一妇人，患咳嗽，胁痛，发热，日晡益甚，用加味逍遥散、熟地，治之而愈。年余，因怒气劳役，前症仍作，又太阳痛，或寒热往来，或咳嗽遗尿，皆属肝火血虚，阴挺瘘痹，用前散及地黄丸，月余而瘥。

表弟妇，咳嗽发热，呕吐痰涎，日夜约五六碗，喘嗽不宁，胸瘪躁渴，饮食不进，崩血如涌。此命门火衰，脾土虚寒，用八味丸及附子理中汤加减，治之而愈（详见妇人血崩）。

一妇人，不得于姑，患咳，胸膈不利，饮食无味。此脾肺俱伤，痰郁于中，先用归脾汤加山栀、抚芎、贝母、桔梗，诸症渐愈，后以六君加芎、归、桔梗，间服全愈。

一妇人，咳嗽，早间吐痰甚多，夜间喘急不寐。余谓：早间多痰，乃脾虚饮食所化；夜间喘急，乃肺虚阴火上冲。遂用补中益气加麦门、五味而愈。

一妇人，饮食后，因怒，患疟，呕吐，用藿香正气散二剂而愈。后复怒，吐痰甚多，狂言热炽，胸胁胀痛，手按少止，脉洪大无伦，按之微细。此属肝脾二经血虚，以加味逍遥散加熟地、川芎，二剂，脉症顿退，再用十全大补而安。此症若用疏通之剂，是犯虚虚之戒矣。

上舍陈道复长子，亏损肾经，久患咳嗽，午后益甚。余曰：当补脾土，滋化源，使金水自能相生。时孟春，不信，乃服黄柏、知母之类，至夏吐痰引饮，小便频数，面目如绯。余以白术、当归、茯苓、陈皮、麦门、五味、丹皮、泽泻四剂，乃以参、芪、熟地、山茱为丸，俾服之，诸症顿退。复请视，余以为信，遂用前药，如常与之，彼仍泥不服，卒致不起。

产后咳嗽，见《女科撮要》。

各症方药（十二）

四物汤 治肝脾肾血虚发热，或日晡热甚，头目不清，或烦躁不寐，胸膈作胀，或胁作痛，宜用此汤。若脾气虚而不能生血，宜用四君子汤。若脾气郁而虚，宜用归脾汤。若肾水涸而不能生肝血，宜用六味丸。

当归（三钱） 熟地黄（三钱） 芍药（二钱） 川芎（一钱五分）

上水煎服。

加味四物汤 即前方加白术、茯苓、柴胡、丹皮。

四君子汤 治脾胃虚弱，饮食少进，或肢体肿胀，肚腹作痛，或大便不实，体瘦面黄，或胸膈虚痞，痰嗽吞酸。若因脾胃虚寒而致，宜香砂六君子；若因脾经郁结而致，宜归脾汤。若因肝木侮脾胃而致，宜用六君加木香、芍药；若命门火虚而致，宜用八味丸。

人参 白术 茯苓（各二钱） 甘草（炙，一钱）

上姜、枣，水煎服。

异功散 治久咳不已，或腹满少食，或面肿气逆。又治脾胃虚弱，饮食少思等症。即前方加陈皮。

六君子汤 即四君子加半夏、陈皮。治脾胃虚弱，饮食少思，或久患疟痢。若见内热，或饮食难化作酸，乃属虚火，须加炮姜，其功甚速。

香砂六君子汤 即前方加香附、藿香、砂仁。

人参理中汤 治脾胃虚弱，饮食少思，或去后无度，或呕吐腹痛，或饮食难化，胸膈不利，或疟疾，中气虚损，久不能愈，或中气虚弱，痰气不利，口舌生疮。加附子，名附子理中汤，治中气虚寒而患前症，又治入房腹痛，手足逆冷，或犯寒气，或食冷物。

人参　白朮　干姜（炮）　甘草（炙，各等分）

上每服五七钱，或一两，水煎服。

附子理中汤　治脾胃虚寒，手足厥冷，饮食不入，或肠鸣切痛，呕逆吐泻。即前方加附子等份，照前服。

八珍汤　治气血虚弱，恶寒发热，烦躁作渴，或不时寒热，眩晕昏愦，或大便不实，小便赤淋，或饮食少思，小腹胀痛等症。即四物、四君合方。

十全大补汤　即八珍加黄芪、肉桂，治症同前。又治遗精白浊，自汗盗汗，或内热晡热，潮热发热，或口干作渴，喉痛舌裂，或胸乳膨胀，胁肋作痛，或脐腹阴冷，便溺余滴，或头颈时痛，眩晕目花，或心神不宁，寤而不寐，或形容不充，肢体作痛，或鼻吸气冷，急趋气促。此皆是无根虚火，但服此药，诸症悉退。

人参养荣汤　治脾肺俱虚，发热恶寒，四肢倦怠，肌肉消瘦，面黄短气，食少作泻。若气血虚而变见诸症，莫能名状，勿论其病，勿论其脉，但用此汤，其病悉退。

白芍药（钱半）　人参　陈皮　黄芪（蜜炙）　桂心　当归　白朮　甘草（炙，各一钱）　熟地黄　五味子（炒杵）　茯苓各七分半）　远志（五分）

上姜、枣，水煎服。

当归补血汤　治气血俱虚，肌热恶寒，面目赤色，烦渴引饮，脉洪大而虚，重按似无。此脉虚血虚也，此病多有得于饥饱劳役者。

黄芪（炙，一两）　当归（二钱，酒制）

上水煎服。

当归六黄汤

当归　黄芪（炒）　生地黄　熟地黄（各一钱）　黄芩　黄连　黄柏（各炒焦，五分）

上水煎服。

独参汤　治一切失血，恶寒发热，作渴烦躁。盖血生于气，故血脱补气，阳生阴长之理也。

人参（二两）

上枣十枚，水煎服。

归脾汤　治思虑伤脾，不能摄血，致血妄行，或健忘，怔忡，惊悸，盗汗，或心脾作痛，嗜卧少食，大便不调，或肢体重痛，月经不调，赤白带下，或思虑伤脾而患疟痢。

人参　白术　白茯苓　龙眼肉　酸枣仁　黄芪（各二钱）　远志　当归（各一钱）　木香　甘草（炙，各五分）

上姜、枣，水煎服。

加味归脾汤　即前方加柴胡、山栀。

加减八味丸　治肾水不足，虚火上炎，发热作渴，口舌生疮，或牙龈溃烂，咽喉作痛，或形体憔悴，寝汗，发热，五脏齐损。即六味丸加肉桂一两。

六味丸（一名地黄丸，一名肾气丸）　治肾经不足，发热作渴，小便淋秘，气壅痰嗽，头目眩晕，眼花耳聋，咽燥舌痛，齿牙不固，腰腿痿软，自汗盗汗，便血诸血，失音，水泛为痰，血虚发热等症。其功不能尽述。

熟地黄（八两，杵膏）　山茱萸肉　干山药（各四两）　牡丹皮　白茯苓　泽泻（各三两）

上各另为末，和地黄加炼蜜，丸，桐子大，每服七八十丸，空心、食前、滚汤下。

八味丸 治命门火衰，不能生土，以致脾胃虚寒，饮食少思，大便不实，脐腹疼痛，夜多溲溺等症。即六味丸加肉桂、附子各一两。

补中益气汤 治中风虚弱，四肢倦怠，口干发热，饮食无味，或饮食失节，劳倦身热，脉洪大无力，或头痛恶寒，自汗，或气高而喘，身热而烦，脉微细软弱，自汗，体倦少食，或气虚不能摄血，或饮食劳役而患疟痢等证。因脾胃虚而久不能愈，或元气虚弱感冒风寒，不胜发表，宜用此代之。若病后脾胃久虚，四脏不能相生，或洒淅恶寒，情惨不乐，目睆睆不明，阳气郁遏者，急加附子以回阳。

黄芪（炙，一钱五分） 甘草（炙） 人参 当归（酒拌） 白术（炒，各一钱） 升麻 柴胡（各三分） 陈皮（一钱）

余方见下卷。

卷之下

脾肾亏损头眩痰气等症（一）

阁老梁厚斋，气短有痰，小便赤涩，足跟作痛，尺脉浮大，按之则涩。此肾虚而痰饮也，用四物送六味丸，不月而康。仲景先生云：气虚有饮，用肾气丸补而逐之。诚开后学之曚瞆，济无穷之夭枉，肾气丸即六味丸[①]也。

都宪孟有涯，气短痰晕，服辛香之剂，痰盛，遗尿，两尺浮大，按之如无。余以为肾家不能纳气归源，香燥致甚耳，用八味丸料，三剂而愈。

孙都宪，形体丰厚，劳神善怒，面带阳色，口渴吐痰，或头目眩晕，或热从腹起，左三脉洪而有力，右三脉洪而无力，余谓足三阴亏损，用补中益气加麦门、五味及加减八味丸而愈。若人少有老态，不耐寒暑，不胜劳役，四时迭病，皆因少时气血方长，而劳心亏损；或精血未满，而御女过伤，故其见症难以悉状，此精气不足，但滋化源，其病自痊。又若饮食劳役、七情失宜，以致诸症，亦当治以前法。设或六淫所侵，而致诸

————————
① 丸：原无，清聚锦堂本、《家居医录》本、清味经堂本及《十竹斋刊袖珍本医书》本均有"丸"字，今据此补之。

症，亦因真气内虚，而外邪乘袭，尤当固胃气为主。盖胃为五脏之根本，故黄柏、知母不宜轻用，恐复伤胃气也。大凡杂症属内因，乃形气病气俱不足，当补不当泻，伤寒虽属外因，亦宜分其表里虚实，治当审之。

昌平守王天成，头晕恶寒，形体倦怠，得食稍愈，劳而益甚，寸关脉浮大。此脾肺虚弱，用补中益气加蔓荆子而愈。后因劳役，发热恶寒，谵言不寐，得食稍安，用补中益气汤而痊。

大尹祝支山，因怒，头晕，拗内筋挛，时或寒热，日晡热甚。此肝火筋挛，气虚头晕，用八珍加柴胡、山栀、牡丹皮，二十余剂而愈。

上舍顾桐石，会饮于周上舍第，问余曰：向孟有涯、陈东谷俱为无嗣，纳宠已而得疾，皆头晕吐痰，并用苏合香丸，惟有涯得生，何也？余曰：二症，因肾虚不能纳气而为头晕，不能制水而为痰涎。东谷专主攻痰行气，有涯专于益火补气故耳。后余应杭人之请，桐石房劳过度，亦患前症，或用清气化痰，愈甚。顾曰：我病，是肾虚不能纳气归源。治者不悟而殁，惜哉！

一男子，素厚味，胸满痰盛。余曰：膏粱之人，内多积热。与法制清气化痰丸而愈。彼为有验，修合馈送，脾胃虚者，无不受害。

先兄，体貌丰伟，唾痰甚多，脉洪有力，殊不耐劳，遇风头晕欲仆，口舌破裂，或至赤烂，误食姜蒜少许，口疮益甚，服八味丸及补中益气加附子钱许即愈。停药月余，诸症仍作，此命门虚火不归源也。

肝肾亏损血燥结核等症（二）

儒者杨泽之，性躁嗜色，缺盆结一核。此肝火血燥筋挛，法当滋肾水生肝血。不信，乃内服降火化痰，外敷南星、商陆，转大如碗。余用补中益气及六味地黄，间以芦荟丸，年余，元气渐复而肿消。

一男子，素善怒，左项微肿，渐大如升，用清痰理气而大热作渴，小便频浊。余谓肾水亏损，用六味地黄、补中益气而愈。亦有胸胁等处，大如升斗，或破而如菌如榴，不问大小，俱治以前法。

一男子，颈间结核，大溃年余；一男子眉间一核，初如豆粒，二年渐大如桃。悉用清肝火、养肝血、益元气而愈。

举人江节夫，颈、臂、胁肋各结一核，恪服祛痰、降火、软坚之剂，益甚。余曰：此肝胆经血少而火燥也。彼执前药，至明年六月，各核皆溃，脉浮大而涩。余断以秋金将旺，肝木被克，必不起，后果然。

脾肾亏损小便不利肚腹膨胀等症（三）

大尹刘天锡，内有湿热，大便滑利，小便涩滞，服淡渗之剂，愈加滴沥，小腹、腿、膝皆肿，两眼胀痛。此肾虚，热在下焦，淡渗导损阳气，阴无以化，遂用地黄、滋肾二丸，小便如故。更以补中益气加麦门、五味、兼服而愈[1]。

州守王用之，先因肚腹膨胀，饮食少思，服二陈、枳实之类，小便不利，大便不实，咳痰，腹胀，用淡渗破气之剂，手足俱冷。此足三阴虚寒之症也，用金匮肾气丸，不月而康。

---

[1] 而愈：原作"二愈"，清聚锦堂本作"而愈"，为节省纸张，于行末刻作双行小字。《家居医录》本作大字"而愈"，清味经堂本亦为省纸作小字"而愈"，《十竹斋刊袖珍本医书》本作大字"而愈"，今据校本改作"而愈"。

州同刘禹功，素不慎起居、七情，以致饮食不甘，胸膈不利，用消导顺气，肚腹痞闷，吐痰气逆；用化痰降火，食少泄泻，小腹作胀；用分利降火，小便涩滞，气喘痰涌；服清气化痰丸，小便愈涩，大便愈泻，肚腹胀大，肚脐突出，不能寝卧，六脉微细，左寸虚甚，右寸短促。此命门火衰，脾肾虚寒之危症也，先用金匮加减肾气丸料，内桂、附各一钱五分，二剂，下瘀秽甚多；又以补中益气送二神丸，二剂，诸症悉退五六；又用前药数剂，并附子之类，贴腰脐及涌泉穴，寸脉渐复而安。后因怒，腹闷，惑于人言，服沉香化气丸，大便下血，诸症悉至。余曰：此阴络伤也。辞不治，果殁。

一富商，饮食起居失宜，大便干结，常服润肠等丸，后胸腹不利，饮食不甘，口干体倦，发热吐痰，服二陈、黄连之类，前症益甚，小便滴沥，大便泄泻，腹胀少食，服五苓、瞿麦之类，小便不通，体肿喘嗽，用金匮肾气丸、补中益气汤而愈。

一儒者，失于调养，饮食难化，胸膈不利，或用行气消导药，咳嗽喘促；服行气化痰药，肚腹渐胀；服行气分利药，睡卧不能，两足浮肿，小便不利，大便不实，脉浮大，按之微细，两寸皆短。此脾肾亏损，朝用补中益气加姜、附，夕用金匮肾气加骨脂、肉果，各数剂，诸症渐愈，再佐以八味丸，两月乃能步履，却服补中、八味，半载而康。

一男子，素不善调摄，唾痰口干，饮食不美，服化痰行气之剂，胸满腹胀，痰涎愈盛；服导痰理脾之剂，肚腹膨胀，二便不利；服分气利水之剂，腹大胁痛，睡卧不得；服破血消导之剂，两足皆肿，脉浮大不及于寸口。朝用金匮加减肾气丸，夕用补中益气汤煎送前丸，月余诸症渐退，饮食渐进，再用八味丸、补中汤，月余自能转侧，又两月而能步履，却服大补汤、还少丹，又半载而康。后稍失调理，其腹仍胀，服前药即愈。

一男子，患前症，余为壮火补土，渐愈，彼欲速，服攻积之剂，下血甚多。余诊之曰：此阴络伤，故血内溢，非所宜也。后果殁。

一男子，胸膈痞闷，专服破气之药。余曰：此血虚病也，血生于脾土，若服前药，脾气弱而血愈虚矣。不信，又用内伤之药，反吐血。余曰：此阳络伤也。后果然。

大方世家湖乡，离群索居，山妻赵氏，忽婴痰热，治者多以寒凉，偶得小愈，三四年余，屡进屡退，于是元气消烁。庚子夏，遍身浮肿，手足麻冷，日夜咳嗽，烦躁引饮，小水不利，大肉尽去，势将危殆，幸遇先生诊之，脉洪大而无伦，按之如无。此虚热无火，法当壮火之源，以生脾土，与金匮肾气丸料服之，顿觉小水溃决如泉，俾日服前丸，及大补之药，二十余剂而愈，三四年间，平康无恙。迄今甲辰仲春，悲哀动中，前症复作，体如焚燎，口肉尽腐，胸腹肿满，食不下咽者四日，夫妇相顾，束手待毙而已。又承先生视之，投以八味丸二服，神思清爽，服金匮肾气丸料加参、芪、归、术，未竟夕而胸次渐舒，陡然思食，不三日而病去五六矣，嗣后日用前二丸，间①服，逾月而起。至秋初，复患痢，又服金匮肾气丸料加参、芪、归、术、黄连、吴茱、木香，痢遂止，但觉后重，又用补中益气加木香、黄连、吴茱、五味，数剂而全愈。大方自分寒素，命亦蹇剥，山妻抱病沉痼，本难调摄，苟非先生援

---

① 间：原作“问”，清聚锦堂本、《家居医录》本、清味经堂本及《十竹斋刊袖珍本医书》本均作“间”，今据此改之。

救，填壑未免①，今不肖奔走衣食于外，而可无内顾之忧矣。然则先生之仁庇，固不肖全家之福，亦不消全家之感也。斯言也，当置之座右，以为子孙世诵之，不肖尝侍先生之侧，检阅医案，始知山妻奏效巅末，遂秉书纪二丸药之圣，且彰先生用药之神万一云。吴门晚学生沈大方履文再拜顿首谨书。

脾胃亏损暑湿所伤等症（四）（附：食生冷入房）

大司徒李蒲汀，南吏部少宰，时患黄疸，当用淡渗之剂，公尚无嗣，犹豫不决。余曰：有是病而用是药，以茵陈五苓散加芩、连、山栀，二剂而愈。至辛卯，得子，公执余手而笑曰：医方，犹公案也，设君避毁誉，残喘，安得享余年而遂付托之望哉？由是礼遇益厚。

应天王治中，遍身发黄，妄言如狂，苦于胸痛，手不可近。此中焦蓄血为患，用桃仁承气汤一剂，下瘀血而愈。

太守朱阳山弟，下部蓄血发狂，用抵当汤而愈。

一儒者，每春夏，口干发热，劳则头痛，服清凉化痰药，泻、喘、烦躁，用香薷饮，神思昏愦，脉大而虚。此因闭藏之际，不远帏幕为患，名曰注夏。用补中益气去柴胡、升麻，加五味、麦门、炮姜，一剂，脉益甚。仍用前药加肉桂五分，服之即苏，更用六味丸而痊。

一儒者，体肥善饮，仲秋痰喘，用二陈、芩、连，益甚；加桑皮、杏仁，盗汗气促；加贝母、枳壳，不时发热。余以为

① 免：原作"克"，清聚锦堂本作"免"（即"免"之误），《家居医录》本作"克"，清味经堂本及《十竹斋刊袖珍本医书》本均作"免"，今据校本改作"免"，于文义合。

脾肺虚寒，用八味丸以补土母，补中益气以接中气而愈。

一男子，夏月入房，食冰果腹痛，余用附子理中汤而愈。有同患此者，不信，别用二陈、芩、连之类而死。

一男子，盛暑发热，胸背作痛，饮汤自汗，用发表之药，昏愦谵语，大便不实，吐痰甚多。用十全大补，一剂顿退，又用补中益气加炮姜，二剂痊愈。

肝脾肾亏损头目耳鼻等症（五）

给事张禹功，目赤不明，服祛风散热药，反畏明重听，脉大而虚。此因劳心过度，饮食失节，以补中益气加茯神、枣仁、山药、山茱、五味，顿愈。又劳役复甚，用十全大补兼以前药，渐愈，却用补中益气加前药而痊。东垣云：诸经脉络，皆走于面而行空窍，其清气散于目而为精，走于耳而为听，若心烦事冗，饮食失节，脾胃亏损，心火太盛，百脉沸腾，邪害孔窍而失明矣。况脾为诸阴之首，目为血脉之宗，脾虚则五脏之精气皆为失所，若不理脾胃，不养神血，乃治标而不治本也。

少宰李蒲汀，耳如蝉鸣，服四物汤，耳鸣益甚。此元气亏损之症，五更服六味地黄丸，食前服补中益气汤，顿愈。此症，若血虚而有火，用八珍加山栀、柴胡；气虚而有火，四君加山栀、柴胡。若因怒就聋或鸣，实，用小柴胡加芎、归、山栀；虚，用补中益气加山栀。午前甚，用四物加白术、茯苓；久，须用补中益气；午后甚，用地黄丸。

少司马黎仰，之南银台时，因怒，耳鸣，吐痰，作呕，不食，寒热，胁痛，用小柴胡合四物加山栀、陈皮而瘥。

尚宝刘毅斋，怒则太阳作痛，用小柴胡加茯苓、山栀以清肝火，更用六味丸以生肾水，后不再发。

一儒者，日晡两目紧涩，不能瞻视。此元气下陷，用补中益气倍加参、芪，数剂全愈。

一男子，亦患前症，服黄柏、知母之类，更加便血。此脾虚不能统血，肝虚不能藏血也，用补中益气、六味地黄而愈。

一儒者，两目作痛，服降火祛风之药，两目如绯，热倦殊甚。余用十全大补汤数剂，诸症悉退，服补中益气兼六味丸而愈。复因劳役，午后目涩、体倦，服十全大补而痊。

一男子，房劳兼怒，风府胀闷，两胁胀痛。余作色欲损肾，怒气伤肝，用六味地黄丸料加柴胡、当归，一剂而安。

一儒者，酒色过度，头脑、两胁作痛。余以为肾虚而肝病，亦用前药，顿安。

一男子，面白，鼻流清涕，不闻馨秽，三年矣。用补中益气加麦门、山栀而愈。

一男子，年二十，素嗜酒色，两目赤痛，或作或止，两尺洪大，按之微弱。余谓：少年得此，目当失明。翌早索途而行，不辨天日，众皆惊异。余与六味地黄丸料加麦门、五味，一剂顿明。

妇人症，见《女科撮要》。

脾肺肾亏损小便自遗淋涩等症（六）

大司徒许函谷，在南银台时，因劳，发热，小便自遗，或时不利。余作肝火阴挺不能约制，午前用补中益气加山药、黄柏、知母，午后服地黄丸，月余，诸症悉退。此症，若服燥剂而频数或不利，用四物、麦门、五味、甘草。若数而黄，用四物加山茱、黄柏、知母、五味、麦门。若肺虚而短少，用补中益气加山药、麦门。若阴挺、痿痹而频数，用地黄丸。若热结膀胱而不利，用五淋散。若脾肺燥不能化生，用黄芩清肺饮。若膀胱阴虚，阳无以生而淋沥，用滋肾丸。若膀胱阳虚，阴无以化而淋涩，用六味丸。若转筋小便不通，或喘急欲死，不问男女孕妇，急用八味丸，缓则不救。若老人阴痿思色，精不出而内败，小便道涩痛如淋，用加减八味丸料加车前、牛膝。若老人精已竭而复耗之，大小便道牵痛，愈痛愈欲便，愈便则愈痛，亦治以前药，不应，急加附子。若喘嗽吐痰，腿足冷肿，腰骨大痛，面目浮肿，太阳作痛，亦治以前药。若痛愈而小便仍涩，宜用加减八味丸以缓治之（详见《褚氏遗书·精血》篇，但无治法耳）。

司徒边华泉，小便频数，涩滞短赤，口干唾痰。此肾经阳虚热燥，阴无以化，用六味、滋肾二丸而愈。

司马李梧山，茎中作痛，小便如淋，口干唾痰。此思色精[①]降而内败，用补中益气、六味地黄而愈。

考功杨村庵，口舌干燥，小便频数。此膀胱阳燥阴虚，先用滋肾丸以补阴，而小便愈，再用补中益气、六味地黄以补肺肾而安。若汗多而小便短少，或体不禁寒，乃脾肺气虚也。

司空何燕泉，小便赤短，体倦食少，缺盆作痛。此脾肺虚弱，不能生肾水，当滋化源，用补中益气、六味丸加五味而安。商主客，素膏粱，小便赤数，口干作渴，吐痰稠黏，右寸关数而有力。此脾肺积热，遗于膀胱，用黄芩清肺饮调理脾肺，用滋肾、六味二丸，滋补肾水而愈。

---

① 精：原作"清"，清聚锦堂本、《家居医录》本、清味经堂本及《十竹斋刊袖珍本医书》本均作"精"，今据校本改之。

一儒者，发热无时，饮水不绝，每登厕小便涩痛，大便牵痛。此精竭复耗所致，用六味丸加五味子及补中益气，喜其谨守，得愈。若肢体畏寒，喜热饮食，用八味丸。

儒者杨文魁，痢后两足浮肿，胸腹胀满，小便短少，用分利之剂，遍身肿兼气喘。余曰：两足浮肿，脾气下陷也；胸腹胀满，脾虚作痞也；小便短少，肺不能生肾也；身肿气喘，脾不能生肺也。用补中益气汤加附子而愈。半载后因饮食劳倦，两目浮肿，小便短少，仍服前药，顿愈。

甲戌年七月，余奉侍武庙汤药，劳役过甚，饮食失节，复兼怒气。次年春，茎中作痒，时出白津，时或痛甚，急以手紧捻才止。此肝脾之气虚也，服地黄丸及补中益气加黄柏、柴胡、山栀、茯苓、木通而愈。至丁酉九月，又因劳役，小便淋沥，茎痒窍痛，仍服前汤加木通、茯苓、胆草、泽泻及地黄丸而愈。

大尹顾荣甫，尾闾作痒，小便赤涩，左尺脉洪数，属肾经虚热，法当滋补。彼不信，乃服黄柏、知母等药，年许，高骨肿痛，小便淋沥，肺肾二脉洪数无伦。余曰：子母俱败，无能为矣。后果殁。

余甲辰仲夏，在横金陈白野第，会其外舅，顾同厓求余诊脉，左尺涩结，右寸洪数。余曰：此肺金不能生肾水，诚可虑。果至季冬，茎道涩痛如淋，愈痛则愈欲便，愈便则愈痛而殁。

脾肺肾亏损虚劳怯弱等症（七）

庶吉士黄伯邻，发热吐痰，口干体倦，自用补中益气汤，不应。余谓：此金水俱虚之症，兼服地黄丸而愈。后背患一疖，烦痛寒热，彼因前月尝偕往视郭主政背疽。郭不经意，余决其殒于金旺之日，果符余言。已而，郭氏妻孥感其毒，皆患恶疮，伯邻所患与郭患同，心甚恐。余曰：此小疮也，憎寒等症，皆阴虚旧症，果是疮毒，亦当补气血。余在第，就以地黄丸料煎与，服之，即睡，良久，各症顿退。自后，常有头面耳目口舌作痛，或吐痰眩晕之类，服前药即愈。后任都宪督盐法道，出于苏，必垂顾焉。

少司空何潇川，足热口干，吐痰头晕，服四物、黄连、黄柏，饮食即减，痰热益甚，用十全大补加麦门、五味、山药、山茱而愈。

一儒者，或两足发热，或脚跟作痛，用六味丸及四物加麦门、五味、玄参，治之而愈。后因劳役，发热恶寒，作渴烦躁，用当归补血汤而安。

儒者刘允功，形体魁伟，冬日饮水，自喜壮实。余曰：此阴虚也。不信，一日口舌生疮，或用寒凉之剂，肢体倦怠，发热恶寒，余用六味地黄、补中益气而愈。

一男子，腿内作痛，用渗湿化痰药，痛连臀肉，面赤吐痰，脚跟发热。余曰：乃肾虚阴火上炎，当滋化源。不信，服黄柏、知母之类而殁。

余甥居宏，年十四而娶，至二十形体丰厚，发热作渴，面赤作胀，或外为衄血，内用降火，肢体倦怠，痰涎愈多，脉洪数鼓指。用六味丸及大补汤加麦门、五味而痊。

余甥凌云汉，年十六，庚子夏，作渴发热，吐痰唇燥，遍身生疥，两腿尤多，色暗作痒，日晡愈炽，仲冬腿患疮，尺脉洪数。余曰：疥，肾疳也；疮，骨疽也，皆肾经虚症。针之脓出，其气氤氲。余谓：火旺之际，必患瘵症。遂用六味地黄、十全大补，不二旬，诸症愈而瘵症具，仍用前药而愈。抵冬娶妻，至春，其症复作，父母忧之，俾其外寝，虽其年少，谨疾，亦服地黄丸数斤，煎药三百余剂而愈。

其弟云霄，年十五，壬寅夏，见其面赤唇燥，形体消瘦。余曰：子病将进矣。癸卯冬，复见之曰：子病愈深矣！至甲辰夏，胃经部分有青色，此木乘土也，始求治。先以六君加柴胡、芍药、山栀、芜荑、炒黑黄连数剂，及四味肥儿、六味地黄二丸，及参、苓、白术、归、芍、山栀、麦门、五味、炙草三十余剂，肝火渐退，更加胆草、柴胡二①十余剂，乃去芍，加肉桂，三十余剂，及加减八味丸，元气渐复而愈。

脾肺肾亏损遗精吐血便血等症（八）

少宰汪涵斋，头晕，白浊，余用补中益气加茯苓、半夏，愈而复患腰痛，用山药、山茱、五味、萆薢、远志，顿愈。又因劳心，盗汗，白浊，以归脾汤加五味而愈。后不时眩晕，用八味丸全愈。

南银台许函谷，因劳，发热作渴，小便自遗，或时闭涩。余作肝火血虚，阴挺不能约制，午前用补中益气加山药、山茱，午后服地黄丸，月余，诸症悉退。

司厅陈石镜，久患白浊，发热体倦，用补中益气加炮姜四剂，白浊稍止，再用六味地黄兼服，诸症悉愈。

光禄柴黼庵，因劳患赤白浊，用济生归脾、十全大补二汤，间服而愈。

司厅张检斋，阴囊肿痛，时发寒热，若小腹作痛，则茎出

---

① 二：清聚锦堂本、《家居医录》本、清味经堂本及《十竹斋刊袖珍本医书》本均作"三"，供参。

白津，用小柴胡加山栀、胆草、茱萸、芎、归而愈。

朱工部，劳则遗精，齿牙即痛，用补中益气加半夏、茯苓、芍药，并六味地黄丸，渐愈，更以十全大补加麦门、五味而痊。

一男子，白浊梦遗，口干作渴，大便闭涩，午后热甚，用补中益气加芍药、玄参，并加减八味丸而愈。

一男子，茎中痛，出白津，小便秘，时作痒，用小柴胡加山栀、泽泻、炒连、木通、胆草、茯苓，二剂顿愈，又兼六味地黄丸而痊。

一男子，发热，便血，精滑。一男子，尿血，发热。一男子，发热，遗精，或小便不禁。俱属肾经亏损，用地黄丸、益气汤以滋化源，并皆得愈。

一男子，鳏居数年，素勤苦，劳则吐血，发热烦躁，服犀角地黄汤，气高而喘，前病益盛，更遗精白浊，形体倦怠，饮食少思，脉洪大举按有力，服十全大补加麦门、五味、山茱、山药而愈。

儒者杨启元，素勤苦，吐血发痉，不知人事。余以为脾胃虚损，用十全大补汤及加减八味丸而痉愈，再用归脾汤而血止。

一儒者，因饮食劳役及恼怒，眉发脱落。余以为劳伤精血，阴火上炎所致，用补中益气加麦门、五味，及六味地黄丸加五味，眉发顿生如故。

一男子，年二十，巅毛脱尽，用六味地黄丸，不数日，发生寸许，两月复旧。吴江史万湖云：有男女偶合，眉发脱落，无药调治，至数月后复生。

一童子，年十四，发热吐血，余谓宜补中益气以滋化源。不信，用寒凉降火，愈甚。始谓余曰：童子未室，何肾虚之有？参、芪补气，奚为用之？余述丹溪先生云：肾主闭藏，肝主疏泄，二脏俱有相火，而其系上属于心，心为君火，为物所感则易于动，心动则相火翕然而随，虽不交会，其精亦暗耗矣。又《精血篇》云：男子精未满而御女以通其精，则五脏有不满之处，异日有难状之疾。遂用补中益气及地黄丸而瘥。

一男子，咳嗽吐血，热渴痰盛，盗汗遗精，用地黄丸料加麦门、五味，治之而愈。后因劳怒，忽吐紫血块，先用花蕊石散，又用独参汤渐愈。后劳，则咳嗽，吐血一二口，脾肺肾三脉皆洪数，用补中益气、六味地黄而全愈。

辛丑夏，余在嘉兴屠内翰第，遇星士张东谷谈命时，出中庭吐血一二口，云：久有此症，遇劳即作。余意此劳伤肺气，其血必散，视之果然，与补中益气加麦门、五味、山药、熟地、茯神、远志，服之而愈。翌早请见，云：每服四物、黄连、山栀之类，血益多而倦益甚，今得公一匕，吐血顿止，神思如故，何也？余曰：脾统血，肺主气，此劳伤脾肺，致血妄行，故用前药健脾肺之气，而嘘血归源耳！后率其子以师余，余曰：管见已行于世矣，子宜览之。

肝脾肾亏损下部疮肿等症（九）

通府黄廷用，饮食起居失宜，两足发热，口干吐痰，自用二陈、四物益甚，两尺数而无力。余曰：此肾虚之症也。不信，仍服前药，足跟热痒，以为疮毒，又服导湿之剂，赤肿大热，外用敷药，破而出水，久而不愈，及用追毒丹，疮突如桃，始信余言，滋其化源，半载得瘥。

儒者章立之，左股作痛，用清热渗湿之药，色赤肿胀，痛连腰胁，腿足无力。余以为足三阴虚，用补中益气、六味地黄，两月余，元气渐复，诸症渐退，喜其慎疾，年许而痊。

府庠钟之英，两腿生疮，色暗如钱，似癣者三四，痒痛相循，脓水淋漓，晡热内热，口干，面黧。此肾虚之症，用加味六味丸，数日而愈。此等症候，用祛风败毒之剂，以致误人多矣。

一男子，素遗精，足跟作痛，口干作渴，大便干燥，午后热甚，用补中益气加芍药、玄参及六味丸而愈。

余症，见《外科枢要》。

脾肺肾亏损大便秘结等症（十）

一儒者，大便素结，服搜风顺气丸后，胸膈不利，饮食善消，面带阳色，左关尺脉洪而虚。余曰：此足三阴虚也。彼恃知医，不信，乃服润肠丸，大便不实，肢体倦怠，余与补中益气、六味地黄，月余而验，年许而安。若脾肺气虚者，用补中益气汤。若脾经郁结者，用加味归脾汤。若气血虚者，用八珍汤加肉苁蓉。若脾经津液涸者，用六味丸。若发热作渴饮冷者，用竹叶黄芪汤。若燥在直肠，用猪胆汁导之。若肝胆邪侮脾者，用小柴胡加山栀、郁李、枳壳。若膏粱厚味积热者，用加味清胃散。亦有热燥、风燥、阳结、阴结者，当审其因而治之。若复伤胃气，多成败症。

一老儒，素有风热，饮食如常，大便十七日不通，肚腹不胀，两尺脉洪大而虚。此阴火内烁津液，用六味丸二十余剂，至三十二日始欲去，用猪胆润而通利如常。

一妇人，年七十有三，痰喘内热，大便不通，两月不寐，脉洪大重按微细，此属肝肺肾亏损，朝用六味丸，夕用逍遥散，各三十余剂，计所进饮食百余碗，腹始痞闷，乃以猪胆汁导而通之，用十全大补调理而安。若间前药，饮食不进，诸症复作。

一男子，年五十余，因怒，少食，大便不利，服润肠丸，大便秘结，胸胁作痛，欲兼服脾约丸，肝脾肾脉浮而涩。余曰：此足三阴精血亏损之症也。东垣先生云：若人胃强脾弱，约束津液不得四布，但输膀胱，小便数而大便难者，用脾约丸；若人阴血枯槁，内火燔灼，肺金受邪，土受木伤，脾肺失传，大便秘而小便数者，用润肠丸。今滋其化源，则大便自调矣。如法果验。

一儒者，怀抱郁结，复因场屋不遂，发热作渴，胸膈不利，饮食少思，服清热、化痰、行气等剂，前症益甚，肢体倦怠，心脾二脉涩滞。此郁结伤脾之变症也，遂用加味归脾汤治之，饮食渐进，诸症渐退，但大便尚涩，两颧赤色，此肝肾虚火，内伤阴血，用八珍汤加苁蓉、麦门、五味，至三十余剂，大便自润。

一男子，所患同前，不信余言，服大黄等药，泄泻便血，遍身黑暗，复求治。余视之曰：此阴阳二络俱伤也。经曰：阳络伤则血外溢，阴络伤则血内溢。辞不治，后果然。

职坊陈莪斋，年逾六旬，先因大便不通，服内疏等剂，后饮食少思，胸腹作胀，两胁作痛，形体倦怠，两尺浮大，左关短涩，右关弦涩。时五月请治，余意乃命门火衰，不能生脾土，而肺金又克肝木，忧其金旺之际不起。后果然。

各症方药（十一）[1]

小柴胡汤 治肝胆症，寒热往来，或日晡发热，或湿热身

---

[1] 十一：原作"十二"，清聚锦堂本、清味经堂本及《十竹斋刊袖珍本医书》本均作"十二"，《家居医录》本缺此页，今据前后文改作"十一"。

热，嘿嘿不欲食；或怒火口苦，耳聋，咳嗽发热，胁下作痛，甚者转侧不便，两祛痞满；或泄泻咳嗽，或吐酸食苦水，或因怒而患疟痢等症。

柴胡（二钱）　黄芩（一钱五分）　人参　半夏（各七分）　甘草（炙，五分）

上姜水煎服。

加味小柴胡汤　治血虚大劳大怒，火动热入血室，或妇女经行，感冒发热，寒热如疟，夜间热甚或谵语，即前方加生地黄一钱。

黄芩半夏生姜汤　治胆腑发咳，呕苦水如胆汁。

黄芩（炒）　生姜（各三钱）　甘草（炙）　半夏（各二钱）

上姜水煎服。

桔梗汤　治心脏发咳，咳而喉中如梗状，甚则咽肿喉痹。

苦梗（三钱）　甘草（六钱）

上水煎服。

芍药甘草汤　治小肠腑发咳，咳而失气。

芍药　甘草（炙。各四钱）

上水煎服。

升麻汤　治脾脏发咳，咳而右胁下痛，痛引肩背，甚则不可以动。

升麻　白芍药　甘草（各二钱）　葛根（三钱）

上水煎服。

乌梅丸　治胃腑发咳，咳而呕，呕甚则长虫出。

乌梅（三十个）　细辛　附子　桂枝　人参　黄柏（各六钱）干姜（一两）　黄连（一两五钱）　当归　蜀椒（各四两）

上为末，用酒浸乌梅一宿，去核蒸之，与米饭捣如泥，丸，桐子大。每服三十丸，白汤下。

麻黄汤　治肺脏发咳，咳而喘急有声，甚则唾血。

麻黄（三钱）　桂枝（二钱）　甘草（一钱）　杏仁（二十个）

上水煎服。

赤石脂禹余粮汤　治大肠腑发咳，咳而遗屎。

赤石脂　禹余粮（各二两，并打碎）

上水煎服。

麻黄附子细辛汤　治肾脏发咳，咳则腰背相引而痛，甚则咳涎。又治寒邪犯齿，致脑齿痛，宜急用之，缓则不救。

麻黄　细辛（各二钱）　附子（一钱）

上水煎服。

茯苓甘草汤　治膀胱腑发咳，咳而遗溺。

茯苓（二钱）　桂枝（二钱五分）　生姜（五大片）　甘草（炙，一钱）

上水煎服。

异功散　治久咳不已，或腹痛少食，面肿，气逆。又治脾胃虚弱，饮食少思等症。

人参　茯苓　白术　甘草　陈皮（各等份）

上每服三五钱，姜、枣，水煎。

法制清气化痰丸　顺气快脾，化痰消食。

半夏　南星（去皮尖）　白矾　皂角（切）　干姜（各四两）

上先将白矾等三味，用水五碗，煎取水三碗，却入半夏二味，浸二日。再煮至半夏、南星无白点为度，晒干。

陈皮　青皮（去穰）　紫苏子（炒）　萝卜子（炒，另研）　葛根　神曲（炒）　麦蘖（炒）　杏仁（去皮尖，炒、研）　山楂子　香附子（各二两）

上为末蒸饼，丸梧子大。每服五七十丸，临卧、食后、茶汤下。

升阳益胃汤 治脾胃虚弱，肢体怠惰，或体重节痛，口舌干渴，饮食无味，大便不调，小便频数，饮食不消，兼见肺病，洒[①]淅恶寒，凄惨不乐，乃阳不和也。

羌活　独活　防风（各五钱）　柴胡　白术　茯苓（渴者不用）　泽泻（各三钱）　人参　半夏　甘草（炙，各一两）　黄芪（二两）　芍药　黄连　陈皮（各四钱）

上每服三五钱，姜、枣，水煎，早温服。如小便愈而病益加，是不宜利小便也，当少减茯苓、泽泻。

生脉散 治热伤元气，肢体倦怠，气短懒言，口干作渴，汗出不止。或湿热大行，金为火制，绝寒水生化之源，致肢体痿软，脚敧眼黑，最宜服之。

人参（五钱）　五味子　麦门冬（各三钱）

上水煎服。

清燥汤 治元气虚，湿热乘之，遍身酸软，或肺金受邪，绝寒水生化之源，肾无所养，小便赤少，大便不调，腿腰痿软，或口干作渴，体重麻木，头目眩晕，饮食少思，或自汗盗汗，肢体倦怠，胸满气促。

黄芪（一钱五分）　五味子（九粒，杵炒）[②]　黄连　神曲（炒）　猪苓　柴胡　甘草（炙。各二分）　苍术　白术　麦门

---

① 洒：原作"洒"，清聚锦堂本、《家居医录》本、清味经堂本及《十竹斋刊袖珍本医书》本均作"洒"，今据此改之。清书业堂本作"洒"，误。
② 五味子（九粒，杵炒）：此七字，原在"神曲（炒）"之后，今据清聚锦堂本《家居医录》本、清味经堂本及《十竹斋刊袖珍本医书》本移至"黄连"之前，于文义亦合。

冬　陈皮　生地黄　泽泻（各五分）　白茯苓　人参　当归　升麻（各三分）　黄柏（酒拌，一分）

上水煎服。

清暑益气汤　治元气弱，暑热乘之，精神困倦，胸满气促，肢节疼痛；或小便黄数，大便溏频。又暑热泻痢、疟疾之良剂。

升麻　黄芪（炒，去汗。各一钱）　苍术（一钱五分）　人参　白术　陈皮　神曲（炒。各五分）　甘草（炙）　干葛（各三分）　五味子（九粒，杵炒）

上水煎服。

香薷饮（加黄连，名黄连香薷饮）　治一切暑毒，腹痛，霍乱吐泻，或头痛昏愦。

香薷　茯苓　白扁豆　厚朴　甘草（各一钱）

上水煎服。

麦门冬汤　治火热乘肺，咳唾有血。

麦门冬（去心）　防风（各二钱）　白茯苓（二钱）　人参（一钱）

上水煎服。

二神丸　治脾肾虚弱，侵晨五更作泻，或全不思食，或食而不化，大便不实，神效。

破故纸（四两，炒）　肉豆蔻（二两，生用）

上为末，用大红枣四十九枚，生姜四两，切碎，用水煮熟，去姜取枣肉，和药，丸，桐子大，每服五十丸，空心、盐汤下。

五味子散　治肾泄，在侵晨五更作泻，饮食不进，或大便不实，不时去后，为丸尤效。

五味子（炒，二两）　吴茱萸（炒，五钱）

上为末，每服二钱，白汤调。

四神丸　治脾肾虚弱，大便不实，饮食不思。

肉豆蔻　补骨脂　五味子　吴茱萸（各为末）　生姜（四两）　红枣（五十枚）

上用水一碗，煮姜、枣，去姜，水干取枣肉，丸，桐子大，每服五七十丸，空心，日前服。

保和丸　治饮食停滞，胸膈痞满，或吞酸腹胀。

神曲（炒）　半夏　茯苓（各一两）　山楂（取肉，二两，蒸）　萝卜子（炒）　陈皮　连翘（各五钱）

上为末，粥丸。加白术二两，名大安丸。

越鞠丸　治六郁，胸膈痞满，或吞酸呕吐，饮食不化。

苍术　神曲　抚芎　麦芽（炒）　香附　山楂　山栀（各等份）

上为末，水调神曲、麦芽末，糊丸，桐子大，每服五七十丸，滚汤下。

茵陈五苓散　治酒积，分利其湿。

茵陈　白术　猪苓（各一钱）　桂（三分）　泽泻（一钱五分）

上水煎服。

葛花解醒汤　治酒积，上下分消。

白豆蔻　砂仁　葛花（各半两）　木香（五分）　青皮（三钱）　陈皮　白茯苓　猪苓　人参（各一钱半）　白术　神曲（炒）　泽泻　干姜（各二钱）

上为末，每服五钱，白汤调，得微汗，酒病去矣。

益黄散　治脾土虚寒，寒水反来侮土而呕吐不食，或肚腹作痛，或大便不实，手足逆冷等症。

陈皮（一两）　青皮　诃子肉　甘草（炙）　丁香（各二钱）

上每服四钱，水煎服。

人参安胃散　治脾胃虚热，呕吐，或泄泻不食。

人参（一钱）　黄芪（二钱）　生甘草　炙甘草（各五分）　白

芍药（七分）　白茯苓（四分）　陈皮（三分）　黄连（二分）

上水煎服。

人参养胃汤　治外感风寒，内伤饮食，寒热头疼，或作疟疾。

半夏　厚朴（姜制）　橘红（各八分）　藿香叶　草果　茯苓　人参（各五分）　甘草（炙，三分）　苍术（一钱）

上姜七片，乌梅一个，水煎服。

藿香正气散　治外感风寒，内停饮食，头疼寒热，或霍乱泄泻，或作疟疾。

桔梗　大腹皮　紫苏　茯苓　厚朴（制。各一钱）　甘草（炙，五分）　藿香（一钱五分）

上姜、枣，水煎，热服。

白虎汤　治胃热作渴，暑热尤效。

知母　石膏（各二钱）　粳米（半合）

上水煎服。

竹叶黄芪汤　治胃虚火盛而作渴。

淡竹叶（二钱）　黄芪　生地黄　麦门冬　当归　川芎　甘草　黄芩（炒）　芍药　人参　石膏（煅①。各一钱）②

上水煎服。

竹叶石膏汤　治胃火盛而作渴。

淡竹叶　石膏（煅）　桔梗　木通　薄荷叶　甘草（各一钱）

上水煎服。

---

① 煅：原作"煨"，系"煅"之误，今据文义改之。

② 芍药　人参　石膏（煅。各一钱）：《家居医录》本，与此同，清聚锦堂本及清味经堂本均作"石膏（煨）　芍药　人参（各一钱）"，《十竹斋刊袖珍本医书》本作"石膏（煅）　芍药　人参（各一钱）"，供参。

四七汤　治七情郁结，心腹绞痛，或为膨胀。

人参　官桂　半夏（洗七次，各一钱）　甘草（炙，五分）

上姜，水煎服。

青州白丸子　治风痰咳嗽，或牙关紧急，或痰喘体麻。

南星（三两）　半夏（七两）　白附子（二两）　川乌（半两。各生用）

上为末，绢袋盛，井水摆浸，仍换水浸三五日，晒干，糯米粉丸。如急用，以姜汁糊丸，亦可。

左金丸（一名四金丸）　治肝火胁刺痛，或发寒热，或头目作痛，或大便不实，或小便淋秘，或小腹疼痛，一切肝火之症。

黄连（六两）　吴茱萸（一两，汤煮片时用）

上为末，粥丸，白尤、陈皮汤下。

当归龙荟丸　治肝经实火，大便秘结，小便涩滞，或胸膈作痛，阴囊肿胀。凡属肝经实火，皆宜用之。

当归　龙胆草　栀子仁　黄连　黄芩（各一两）　大黄　芦荟　青黛（各五钱）　木香（二钱五分）　麝香（另研，五分）

上为末，炒神曲糊丸，每服二十丸，姜汤下。

神效黄芪汤　治浑身或头面手足麻木不仁，目紧缩小，及羞明畏日，或视物不明。

黄芪（二两）　人参（八钱）　甘草（炙）　白芍药（各一两）　蔓荆子（一两）　陈皮（五钱）

上每服五钱，水煎，临卧热服。如麻木不仁，虽有热症，不用黄柏，加黄芪。

益气聪明汤　治久病或因克伐，脾胃伤损，眼目昏暗，或饮食失节，劳役形体，脾胃不足，得内障[①]、耳鸣之患，或多年

---

① 障：原作“瘴”，清聚锦堂本、《家居医录》本、清味经堂本及《十竹斋刊袖珍本医书》本均作“瘴”，系“障”之误，今改之，下同。

眼目昏暗，视物不明。此药能令广大聪明，久服无内障、外障、耳鸣、耳聋等症。

黄芪　甘草（炙）　人参（各五钱）　蔓荆子（一钱五分）　升麻　葛根（各三钱）　芍药　黄柏（酒炒。各一钱）

上每服五钱，水煎，临卧并五更服。

芍药清肝散　治眵多眊燥，紧涩羞明，赤脉贯睛，脏腑秘结。

白术　甘草　川芎　防风　荆芥　桔梗　羌活（各三分）　芍药　柴胡　前胡　薄荷　黄芩（各二分半）　山栀　知母　滑石　石膏（各二分）　大黄（四分）　芒硝（二分半）

上水煎，食后热服。

黄连天花粉丸　治症同上。

黄连　菊花　川芎　薄荷（各一两）　天花粉　连翘　黄芩　栀子（各四两）　黄柏（六两）

上为末，滴水丸，桐子大，每服五十丸，加至百丸，食后、临卧、茶汤下。

㗜鼻通气散　治眼肿胀赤，昏暗羞明，瘾涩疼痛，或风痒鼻塞，头痛脑酸，外翳攀睛，眵泪稠黏。

鹅不食草（二钱）　青黛　川芎（各一钱）

上为末，含水满口，每用如米许，㗜鼻内，泪出为度。

选奇汤　治风热上壅，眉棱骨痛，或头目眩晕。

羌活　防风（各三钱）　甘草（二钱，夏生冬炒）　黄芩（酒制，冬去之，热甚用）

上每服三钱，水煎，时时服。

助阳活血汤　治眼睫无力，常欲垂闭，余治同上。

黄芪　甘草（炙）　防风　当归（各五分）　白芷（四分）　蔓

荆子（四分）　升麻（七分）

上水煎，食后热服。

益阴肾气丸　治症同上。

熟地黄（三两）　当归（酒洗）　柴胡　五味子　干山药　山茱萸(去核。各半两)　茯苓　泽泻(各二钱半)　生地黄(酒炒，四两)

上为末，炼蜜丸，桐子大，每服百丸，茶汤下，日二三服。

连翘饮　治目中溜火，恶日与火，瘾涩，小角紧，久视昏花，迎风有泪。

蔓荆子　生甘草　连翘(各三钱)　柴胡(五钱)　黄芩(酒制，五分)　生地黄　当归　红葵花　人参(各三分)　黄芪(五分)　升麻(一钱)　防风　羌活(各二分)

上水煎服。

地芝丸　治目不能远视，能近视，或妨近视。

生地黄（焙[1]干，四两）　天门冬（去心）　枳壳（麸炒）　真甘菊花（各二两）

上为末，炼蜜丸，桐子大，每服百丸，清茶或温酒下。

定志丸　治目不能近视，反能远视。

白茯苓　人参（各二两）　远志（去心）　菖蒲（各一两）

上为末，炼蜜丸，桐子大，以朱砂为衣。每十丸至三十丸，米饮食后下，日三服。

大芦荟丸（一名九味芦荟）　治大人小儿[2]下疳溃烂，或作痛。又治肝疳食积，口鼻生疮，牙龈蚀烂。

---

① 焙：原作"清"，清聚锦堂本、《家居医录》本、清味经堂本及《十竹斋刊袖珍本医书》本均作"焙"，今据此改之。

② 儿：原脱，清聚锦堂本、《家居医录》本、清味经堂本及《十竹斋刊袖珍本医书》本均有一"儿"字，今据此补之。

胡黄连　黄连　芦荟　木香　白芜荑（炒）　青皮　白雷丸　鹤虱①草（各一两）②　麝香（三钱）

上为末，蒸饼糊丸，如麻子大。每服一钱，空心、米饮下。

四味肥儿丸（一名小肥儿丸）　治诸疳发热，目生云翳，口舌生疮，或牙龈腐烂，肌肉消瘦，遍身生疮等症，与地黄丸兼服。

黄连（炒）　芜荑（炒）　神曲（炒）　麦芽（炒。各等分）

上各为末，水糊丸，桐子大，每服二三十丸，空心、白汤下。

阿魏膏　治一切痞块，更服胡连丸。

羌活　独活　玄参　官桂　赤芍药　穿山甲　生地黄　两头尖　大黄　白芷　天麻（各五钱）　槐、柳、桃枝（各二钱）　红花（四钱）　木鳖子（二十枚，去壳）　乱发（如鸡子大，一块）

上用香油二斤四两，煎黑去渣，入发煎，发化乃去渣，徐下黄丹，煎，软硬得中，入芒硝、阿魏、苏合油、乳香、没药各五钱，麝香三钱，调匀，即成膏矣，摊贴患处，内服丸药。黄丹须用真正者效。凡贴膏药，先用朴硝，随患处铺半指厚，以纸盖，用热熨斗熨，良久，如硝耗再加，熨之二时许，方贴膏药。若是肝积，加芦荟末同熨。

桃仁承气汤　治血结胸中，手不可近，或中焦蓄血，寒热胸满，漱水不欲咽，善忘，昏迷，其人如狂。

桃仁（半两）　大黄（一两）　甘草（二钱）　桂（三钱）　芒硝（三钱）

---

① 虱：原作"風"，盖"虱"与"風"形近而误。清聚锦堂本及清味经堂本均作"虱"，《家居医录》本作"虱"，今据校本及文义改之。

② 青皮　白雷丸　鹤虱草（各一两）：《十竹斋刊袖珍本医书》本作"鹤虱　白雷丸　青皮（各一两）"，仅顺序不同，供参。

上每服一两，姜、水煎。

抵当汤　治下部蓄血，腹内作痛，手不可近，或发狂，少腹满硬，小便自利，大便反黑。如狂者在中，发狂者在下也。

大黄　水蛭（炒。各半两）　虻虫（去翅足）　桃仁（各三钱）

上每服五钱，水煎服。如作丸，炼蜜和之。

花蕊石散

硫黄（上色明净者，四两）　花蕊石（一两）

上各为末，拌匀，先用纸筋和盐泥，固济瓦罐一个，泥干入药，仍用泥封口，候干，用炭周叠煅赤，罐冷取出，为细末。每服一钱，童便酒下。

搜风顺气丸　治痔漏、风热闭结。

车前子（两半）　大麻子（微炒）　大黄（五钱，半生半熟）　牛膝（酒浸）　郁李仁　菟丝子（酒浸）　枳壳　山药（各二钱）

上为末，炼蜜丸，桐子大。每服三十丸，白汤下。

五淋散　治膀胱有热，水道不通，淋涩不出，或尿如豆汁，或成砂石①，或如膏汁，或热怫便血。

赤茯苓（一钱五分）　赤芍药　山栀（各一钱）　当归　甘草（各一钱五分）

上入灯心，水煎服。

加味逍遥散　治肝脾血虚发热，或潮热晡热，或自汗盗汗，或头痛目涩，或怔忡不宁，或颊赤口干，或月经不调，肚腹作痛，或小腹重坠，水道涩痛，或肿痛出脓，内热作渴等症。

当归　芍药　茯苓　白术（炒）　柴胡（各一钱）　牡丹

---

① 砂石：砂，原作"炒"，系"砂"之误，清聚锦堂本、《家居医录》本、清味经堂本及《十竹斋刊袖珍本医书》本均作"砂石"，今据校本及文义改之。石，原脱，今据校本及文义补之。

皮　山栀（炒）　甘草（炙。各五分）

上水煎服。

逍遥散　即前方去山栀、牡丹皮。

还少丹　治脾肾虚寒，饮食少思，发热盗汗，遗精白浊。又治真气亏损，肌体瘦弱等症。

肉苁蓉　远志（去心）　茴香　巴戟　干山药　枸杞子　熟地黄　石菖蒲　山茱萸（去核）　牛膝　杜仲（去皮，姜制）　楮①实子　五味子　白茯苓（各一两）

上各另为末，和匀，用枣肉百枚，并炼蜜丸，桐子大。每服五七十丸，空心、温酒或盐汤下，日三服。

交加散　治食疟，神效。

肉豆蔻（二个，一生一煨）　草豆蔻（二个，一生一煨）　厚朴（二钱，半制用，半生用）　甘草（二钱，半炙，半生用）　生姜（一两，煨五钱，生五钱）

上姜水煎，发日五更服。

仲景白虎加桂枝汤　治温疟。

知母（六钱）　甘草（炙，二钱）　石膏（五钱）　桂枝（一钱）　粳米（一合）

上水煎服。此太阳、阳明经药也。

柴胡桂姜汤　治寒多，微有热，或但寒不热，名曰牝疟。

桂枝　黄芩　牡蛎　甘草（炙）　干姜（各一钱）　栝蒌根　柴胡（各二钱）

上水煎服。汗出即愈，此少阳经药也。

桂枝羌活汤　治疟，处暑以前发，头项痛，脉浮，恶风，

---

① 楮：原作"猪"，系"楮"之误，清聚锦堂本、《家居医录》本、清味经堂本及《十竹斋刊袖珍本医书》本均作"楮"，今据校本改之。

有汗。

　　桂枝　羌活　防风　甘草（各一钱五分）

　　上水煎，发而服，如吐，加半夏曲。

　　麻黄羌活汤　治症如前，但恶风而无汗。

　　麻黄（去节）　羌活　防风　甘草（各半两）

　　上如前服，加法同。以上①二方，太阳经药也。

　　白芷汤　治疟病，身热目痛，热多寒少，脉长，先以大柴胡下之，余热不尽，当服此汤。

　　白芷（一两）　知母（一两七钱）　石膏（四两）

　　上依前服，此阳明经药也。

　　桂枝芍药汤　治疟，寒热大作，不论先后，此太阳、阳明合病，寒热作则必战栗。经曰：热胜而动也。发热，汗出不愈，内热也，此汤主之。

　　桂枝（五分）　黄芪　知母　石膏　芍药（各二钱）

　　上水煎，此太阳、阳明经药也。

　　桂枝黄芩汤　如服前药转剧，三阳合病也，宜此和之。

　　柴胡（一钱五分）　黄芩　人参　甘草（各八分）　半夏　石膏　知母（各五分）　桂枝（二分）

　　上依前服。如外邪已解，而内邪未已，从卯至午发者，宜大柴胡下之；从午至酉发者，邪气在内也，宜大承气下之；从酉至子发者，或至寅发者，邪气在血也。

　　桂枝石膏汤　治疟隔日发，先寒后热，寒少热多。

　　桂枝（五钱）　黄芩（一两）　石膏　知母（各一两五钱）

　　上水煎，分三服。此太阳、阳明经药也。

---

① 上：原脱，清聚锦堂本、《家居医录》本、清味经堂本及《十竹斋刊袖珍本医书》本均有一"上"字，今据校本补之。

麻黄黄芩汤 治疟发如前而夜发者。

麻黄（一两，去节） 甘草（炙，三钱） 桂（二钱） 黄芩（五钱） 桃仁（三十个，去皮尖）

上依前服。桃仁，味苦、甘、辛。肝者血之海，血骤则肝气燥。经所谓：肝苦急，急食甘以缓之。故桃仁散血缓肝，谓邪气深远而入血，故夜发。此汤发散血中风寒，乃三阴经药也。

香连丸 治痢疾并水泻、暑泻，甚效。

黄连（净，二十两） 吴茱萸（去枝梗，十两）

上先将二味用热水拌和，入瓷器内，置热汤顿一日，同炒至黄连紫黄色，去茱用连，为末，每末四两，入木香末一两，淡醋米饮为丸，桐子大。每服二三十丸，滚汤下。久痢中气下陷者，用补中益气下。中气虚者，用四君子下。中气虚寒者，加姜、桂。

三黄丸 治热痢腹痛，或口舌咽喉齿痛，及一切实火症。

黄芩 黄连 黄柏（各等分）

上各另为末，水丸，桐子大。每服七八十丸，白汤下。

芍药汤 治便血后重。经曰：溲而便脓血，知气行而血止也，行血则便脓①自愈，调气则后重自除。

芍药（一②两） 当归 黄连（各半两） 槟榔 木香 甘草（炙，各二钱） 桂（二钱五分） 黄芩（五钱）

上每服半两，水煎。如痢不减，加大黄。

---

① 脓：原脱，清聚锦堂本、《家居医录》本、清味经堂本及《十竹斋刊袖珍本医书》本均脱。今据金刘完素著《素问病机气宜保命集》卷中"泻痢论第十九"之"芍药汤　下血调气。经曰：溲而便脓血，气行而血止，行血则便脓自愈，调气则后重自除"补之。

② 一：原脱，清聚锦堂本、《家居医录》本、清味经堂本及《十竹斋刊袖珍本医书》本均有"一"字，今据校本补之。

加减济生肾气丸 治脾肾虚，腰重脚肿，小便不利，或肚腹肿胀，四肢浮肿，或喘急痰盛，已成蛊疬，其效如神。

白茯苓（三两） 附子（半两） 川牛膝 肉桂（去皮） 泽泻 车前子 山茱萸 山药（各□[1]两） 牡丹皮（■[2]两）山药（各□两） 牡丹皮[3] 熟地黄（四两，酒拌，掏碎杵膏）[4]

上为末，加炼蜜，丸，桐子大。每服七八十丸，空心、白汤下。

三因当归散 治脾土不能制水，水气盈溢，渗透经络，发为水肿。

木香 赤茯苓 当归 桂 木通 赤芍药 牡丹皮 槟榔 陈皮 白术（各等分）

上每服五钱，水煎服。

不换金正气散 治脾气虚弱，寒邪相抟，痰停胸膈，致发寒热，或作疟疾。

厚朴（去皮，姜制） 藿香 半夏（姜制） 苍术（米泔浸） 陈皮（各一钱） 甘草（炙，五分）

上姜、枣，水煎服。

七味白术散 治中气亏损，津液短少，口舌干渴，或口舌生疮，不喜饮冷，或吐泻后口干，最宜服。

---

① □：原脱。

② ■：原作墨钉。

③ （■两）：清聚锦堂本作"山药 牡丹皮（各一钱）"，《家居医录》本、清味经堂本及《十竹斋刊袖珍本医书》本均作"山药 牡丹皮（各一两）"，供参。

④ 山药（各□两） 牡丹皮（■两） 熟地黄（四两，酒拌，掏碎杵膏）：清书业堂本作"山药 牡丹皮（各一钱） 熟地黄（四两，酒拌，掏薛柞骨）"，清书业堂本刊刻之差，由此亦可窥见一斑。

人参　白尤　木香　白茯苓　甘草　藿香（各五分）　干葛
（一钱）

上水煎服。

参苓白术散　治脾胃不和，饮食少进，或呕吐泄泻。凡病后，宜此调理。

人参　茯苓　白扁豆（去皮，姜汁拌①炒）②　白尤（炒）　莲肉（去心皮）　砂仁（炒）　薏苡仁（炒）　桔梗（炒）　山药　甘草（炙。各二两）

上为末，每服二三钱，用石菖蒲汤下，或作丸。

半夏汤　治胆腑实热，精神恍惚，寒热泄泻，或寝寒憎风，善太息。

半夏（一钱五分）　黄芩（一钱）　远志（一钱）　生地黄（二钱）　秫米（一合）　宿姜（一钱五分）　酸枣仁（三钱，炒）

上长流水，煎服。

犀角地黄丸　治血虚火盛，血妄行，吐衄便下。若因忿怒而致，加山栀、柴胡。

犀角（镑末）　生地黄　白芍药　牡丹皮（各一钱半）

上水煎，倾出，入犀角末，服之。

人参平肺散　治心火刑肺金，患肺痿，咳嗽喘呕，痰涎壅盛，胸膈痞满，咽嗌不利③。

人参（四分）　青皮（四分）　茯苓（七分）　天门冬（四分）　陈

① 拌：原作"半"，清聚锦堂本、《家居医录》本、《十竹斋刊袖珍本医书》本均作"拌"，今据校本改之。

② 白扁豆（去皮，姜汁拌炒）：清味经堂本作"白扁豆（去皮，晋汁，伴炒），误。

③ 利：原作"益"，清聚锦堂本、《家居医录》本、清味经堂本及《十竹斋刊袖珍本医书》本均作"利"，今据校本改之。

皮（五分） 地骨皮（五分） 甘草（炙，五分） 知母（七分） 桑皮（一钱） 五味子（一十粒，杵碎）

上姜水煎服。

清凉饮 治实热便秘，或喉中肿痛。

当归 赤芍药 甘草（炙） 大黄（蒸，各等分）

上每服五钱，水煎服。

清胃散 治醇酒厚味，唇齿作痛，或齿龈溃烂，或连头面，颈项作痛。

黄连（炒，一钱半） 当归 生地黄 牡丹皮（各一钱） 升麻（二钱）

上水煎服。

加味清胃散 即前方加犀角、连翘、甘草。

凉膈散 治实热喉舌肿痛，便溺秘结。

大黄 朴硝 甘草 栀子仁 黄芩 薄荷叶（各一两） 连翘（四两）

上为末，每服四五钱。竹叶、蜜少许，煎服，仍量加减[1]。

润肠丸 治伏火风热，大肠干燥。若因失血，或因肾不足，当滋肾，最忌此丸。

麻子仁 桃仁（去皮尖，另研。各一两） 羌活 当归尾 大黄（煨） 皂角仁 秦艽（各五钱）

上另研为末，炼蜜丸，猪胆汁丸尤妙。每服三十丸，食前、滚汤下。若燥在直肠，用猪胆汁导之，亦忌前药。

滋肾丸 治热在血分，不渴而小便不利，或肾虚足热，腿膝无力，不能履地。

---

[1] 减：原作"咸"，清聚锦堂本、《家居医录》本、清味经堂本及《十竹斋刊袖珍本医书》本均作"减"，今据校本改之。

知母　黄柏（各酒炒，二两）　肉桂（二钱）

上各另为末，水丸，桐子大。每服二百丸，空心、百滚汤下。

黄芩清肺饮　治肺热小便不利，宜用此药清之。

黄芩（一钱）　山栀（二钱）

上水煎服。不利，加盐豉二十粒。

清心莲[①]**子饮**　治热在气分，口干作渴，小便白浊，夜安昼热，或治口舌生疮，咽干烦躁作渴，小便赤淋。

黄芩（炒）　麦门冬　地骨皮　车前子（炒）　甘草（各一钱半）　石莲肉　茯苓　黄芪　柴胡　人参（各一钱）

上每服五钱，水煎服。

调中益气汤　治湿热所伤，体重烦闷，口失滋味，二便清数，或痰嗽稠黏，热壅头目，体倦少食等症。

黄芪（一钱）　人参（去芦）　甘草　苍术（各五分）　柴胡　橘皮　升麻　木香（各二分）

上水煎，空心服。

三生饮　治卒中昏不知人，口眼㖞斜，半身不遂，并痰厥、气厥。

南星（一两，生用）　川乌（去皮，生用）　附子（去皮，生用。各半两）　木香（二钱）

上每服五钱，姜、水煎。

秦艽升麻汤　治风寒客手足阳明经，口眼㖞斜，恶见风寒，四肢拘急，脉浮紧。

升麻　干葛　甘草　芍药　人参　秦艽　白芷　防风　桂

① 莲：原作"運"，系"莲"的繁体字"蓮"之误，清聚锦堂本、《家居医录》本、清味经堂本及《十竹斋刊袖珍本医书》本均作"蓮"，今据校本改之。

枝（各三钱）

上每服一两，葱白二根，水煎。

愈风丹 治诸风肢体麻木，手足不随等症。

天麻 牛膝（同酒浸，焙干） 萆薢（另研细） 玄参（各六两） 杜仲（七两） 羌活（十四两） 当归 熟地黄（自制） 生地黄（各一斤） 独活（五两） 肉桂（三两）

上为末，炼蜜丸，桐子大。常服五七十丸，病大至百丸，空心、食前、温酒或白汤下。

地黄饮子 治肾气虚弱，舌暗不能言，足废不能行。

熟地黄 巴戟（去心） 山茱萸（去核） 肉苁蓉（酒浸，焙） 石斛 附子（炮） 五味子 白茯苓 石菖蒲 远志（去心） 麦门冬（去心） 官桂（各等分）

上每服三钱，入薄荷少许，姜、枣水煎服。

余方，见上卷。

索 引

（按笔画排序）